LES ALIÉNÉS

ÉTUDE PRATIQUE

SUR LA LEGISLATION ET L'ASSISTANCE

QUI LEUR SONT APPLICABLES

PAR

Ach. FOVILLE fils,

Médecin adjoint de la Maison impériale de Charenton.

PARIS

J.-B. BAILLIÈRE ET FILS

LIBRAIRES DE L'ACADÉMIE IMPÉRIALE DE MÉDECINE

Rue Hautefeuille, 19, près le boulevard Saint-Germain.

1870

LES ALIÉNÉS

ÉTUDE PRATIQUE

SUR LA LÉGISLATION ET L'ASSISTANCE

QUI LEUR SONT APPLICABLES.

TRAVAUX DE M. ACH. FOVILLE FILS.

Considérations physiologiques sur l'accès d'épilepsie. Thèses de Paris, 1857, et *Annales médico-psychologiques*. 1858.

Note sur une paralysie peu connue de certains muscles de l'œil. (*Gazette hebdomadaire de médecine et de chirurgie*. 1858.)

Recherches sur les tumeurs sanguines du pavillon de l'oreille chez les aliénés. (*Annales médico-psychologiques*. 1859.)

Des divers modes de l'assistance publique applicable aux aliénés. (*Annales médico-psychologiques*. 1865.)

Du delirium tremens, de la dipsomanie et de l'alcoolisme. Notice historique et bibliographique. (*Archives générales de médecine*. 1867.)

Recherches cliniques et statistiques sur la transmission héréditaire de l'épilepsie. (*Annales médico-psychologiques*. 1868.)

Observations d'hystéro-épilepsie chez l'homme; étude sur le diagnostic différentiel des convulsions hystériques, épileptiques et hystéro-épileptiques. (*Bulletin de la Société de médecine de Paris*. 1868.)

Étude clinique et physiologique sur la mort instantanée causée par le passage de matières alimentaires en voie de digestion de l'estomac dans les voies aériennes. (*Archives générales de médecine*. 1869.)

Histoire clinique de la folie avec prédominance du délire des grandeurs. Prix Civrieux, 1869.

Nouveau Dictionnaire de médecine et de chirurgie pratiques. Articles Convulsions en général, Convulsions de l'enfance, 1869, t. IX, p. 347; Délire, 1869, t. XI, p. 1; Démence, p. 95; Dipsomanie, p. 641; Folie, t. XIV, 1870.

Paris. — Imprimerie de E. Martinet, rue Mignon, 2.

LES ALIÉNÉS

ÉTUDE PRATIQUE

SUR LA LÉGISLATION ET L'ASSISTANCE

QUI LEUR SONT APPLICABLES

PAR

Ach. FOVILLE FILS,

Médecin adjoint de la Maison impériale de Charenton.

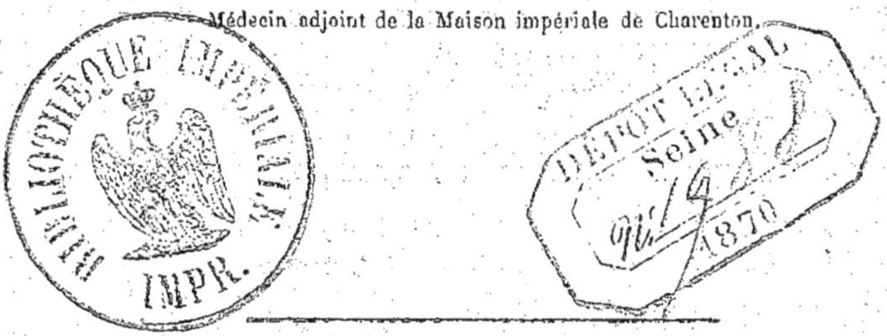

PARIS

J.-B. BAILLIÈRE ET FILS

LIBRAIRES DE L'ACADÉMIE IMPÉRIALE DE MÉDECINE

Rue Hautefeuille, 19, près le boulevard Saint-Germain.

1870

A

M. Amb. TARDIEU

PROFESSEUR DE MÉDECINE LÉGALE A LA FACULTÉ DE MÉDECINE,

MEMBRE DE L'ACADÉMIE IMPÉRIALE DE MÉDECINE,

PRÉSIDENT DU COMITÉ CONSULTATIF D'HYGIÈNE,

MÉDECIN DE L'HÔTEL-DIEU.

ACH. FOVILLE FILS.

AVERTISSEMENT

« S'il est permis d'affirmer que la législa-
» tion de 1838 ne mérite pas les reproches
» qui lui ont été fréquemment adressés... il
» n'en faudrait pas conclure qu'elle ait, du
» premier coup, atteint la perfection. »
(PARCHAPPE, *Dict. encycl. des sciences
médic.*, t. III, p. 60. 1865).

Depuis douze ans, nous nous sommes consacré à la fois par devoir et par goût à l'étude des maladies mentales et au traitement des aliénés. Ancien interne de la Salpêtrière, nous avons été appelé, par la confiance de l'Administration supérieure, à remplir successivement les postes de médecin-adjoint, de médecin en chef et de directeur-médecin dans les asiles départementaux de Quatre-Mares, de Maréville, de Dôle et de Châlons-sur-Marne. Aujourd'hui la Maison impériale de Charenton nous offre un champ de pratique encore plus important.

Ces différentes positions ne nous ont pas seulement fourni l'occasion de nous livrer à des études cliniques des plus variées et des plus intéressantes ; elles nous ont, en outre, mis forcément aux prises avec toutes les difficultés sociales et économiques que la folie entraîne avec elle. Sans cesse en contact avec les malades et avec leurs familles, nous nous sommes trouvé aussi en rapport constant avec les autorités administratives et judiciaires, pour tou-

nous les avons fait précéder d'un historique succinct s'é-
tendant de 1789 à 1838, et de la discussion des attaques
récentes dont la loi a été l'objet.

Cette étude, toute pratique, d'un sujet qui préoccupe à
juste titre l'opinion publique, nous paraît d'autant plus
opportune en ce moment qu'un arrêté en date du 12 février 1869, pris de concert par le Ministre de l'intérieur et
le Ministre de la justice, a institué une commission chargée d'étudier les diverses questions relatives à la législation sur les aliénés, et que cette mesure semble devoir
entraîner prochainement la révision de la loi du 30 juin
1838.

Ach. FOVILLE fils.

Maison impériale de Charenton, 15 février 1870.

LES ALIÉNÉS

ÉTUDE PRATIQUE

SUR LA LÉGISLATION ET L'ASSISTANCE

QUI LEUR SONT APPLICABLES.

INTRODUCTION.

La question des aliénés est de celles qui, aujourd'hui, préoccupent le plus l'attention publique : médecins, philosophes, administrateurs, magistrats, avocats, jurisconsultes, romanciers et même certaines personnes qui ne sont rien de tout cela, parlent et écrivent à son sujet ; chacun a son mot à dire, et le dit avec plus ou moins d'à-propos.

Un mouvement d'opinion aussi général à l'occasion d'une maladie, est, à coup sûr, un fait insolite ; mais il est possible de le comprendre et de l'expliquer. La question, en effet, est loin d'être purement médicale, et elle sollicite, à la fois, par bien des côtés différents, l'intérêt de nombreuses classes de la société.

Sans doute, en tant que maladie, la folie est purement du domaine de la médecine ; tant qu'il ne s'agit que de reconnaître son existence, de déterminer sa forme, de prescrire les règles de son traitement, le médecin seul est en cause, lui seul est compétent. Mais, tandis que dans la plu-

part des autres maladies les choses s'arrêtent là, il est loin
d'en être de même pour celle-ci.

La folie est une affection du cerveau qui trouble les
fonctions de cet organe et dérange le jeu des facultés intellectuelles, morales et affectives; à ce titre elle fournit un
sujet de recherches et de comparaisons des plus intéressantes aux penseurs qui s'efforcent de pénétrer la nature
et le mécanisme de l'entendement. Aussi philosophes et
psychologues lui consacrent-ils une part importante dans
leurs études.

La folie rend, le plus souvent, ceux qui en sont atteints incapables de se diriger; ils deviennent inhabiles à gérer leurs
biens, à défendre leurs intérêts, à apprécier la valeur morale de leurs actes; ils sont souvent portés à commettre des
vols, à exercer des violences, à attenter à la vie de leurs
semblables ou à leur propre existence. Il est indispensable
de parer à tous ces inconvénients, à tous ces dangers en
substituant une volonté raisonnable à celle qui leur fait défaut, en les mettant dans l'impossibilité de nuire aux autres,
aussi bien qu'à eux-mêmes, et ce résultat ne peut être
atteint que par une privation absolue ou relative de liberté,
c'est-à-dire par une dérogation aux droits communs des
citoyens d'un pays libre. C'est naturellement au législateur
qu'il appartient d'édicter les mesures propres à concilier
ces mesures d'exception, aussi essentielles pour le traitement des malades que pour la sécurité générale, avec le
respect dû à la liberté individuelle; c'est aussi à lui qu'il
appartient de pourvoir à la défense des intérêts, à la gestion des biens, à la protection des droits de ceux qui ne
sont plus en état d'y veiller par eux-mêmes.

Trop souvent, malgré les précautions édictées par le législateur, des actes qualifiés de crimes ou de délits sont
commis par des gens privés de leur raison; comment, néanmoins, traiter ces malheureux en criminels, s'il a man-

qué à leur action l'intention de nuire ou le discernement,
conditions indispensables de toute culpabilité? C'est alors
le pouvoir judiciaire, investi du droit et du devoir de réprimer toute infraction à la loi, qui doit s'éclairer sur leur
véritable état mental, constater la nature du trouble de
leur intelligence, reconnaître, s'il y a lieu, l'irresponsabilité,
et en même temps qu'il s'abstient de châtier, veiller à ce
que la société n'ait plus à craindre de semblables atteintes.

Ce que la loi a prescrit, ce que la justice a ordonné, l'administration seule peut le mettre en pratique. C'est à elle
de fournir les moyens d'exécution, d'organiser des établissements où les aliénés puissent être soignés et traités en
vue de leur guérison, ou bien gardés et surveillés au nom
de la sécurité générale. Lorsqu'elle ne fonde pas elle-même
ces établissements, elle doit au moins les surveiller et exercer un contrôle efficace sur leur fonctionnement; c'est à
elle d'assurer, à chacun, secours et protection, sans différence de rang ni de fortune, car l'assistance publique n'est
plus ici facultative comme pour les autres maladies; elle
est réellement obligatoire, et doit être constituée de manière à répondre à tous les besoins.

Ici les questions financières surgissent : les frais de construction des établissements, les dépenses d'entretien des
malades indigents doivent naturellement être prélevés sur
les ressources de la fortune publique, et les votes sur ces
questions sont de la compétence des mandataires de la nation, chargés de fixer le montant de l'impôt et d'en régler
l'emploi.

On le voit donc, la philosophie, la législation, la justice,
l'administration, l'économie sociale et politique ont toutes
à se préoccuper des problèmes relatifs à la folie; toutes
ont voix au chapitre dans les décisions à prendre à son
égard; toutes doivent s'associer à la science médicale, lui
emprunter ses connaissances spéciales, lui prêter leur con-

cours, pour l'aider à guérir la maladie, ou du moins à en atténuer les dangers ; et réciproquement, le médecin aliéniste doit être assez initié lui-même à chacune de ces sciences, pour être en état de suivre leurs représentants sur le terrain de chacune d'elles, et de soutenir, sans trop d'infériorité, les discussions complexes qui peuvent s'engager sur une question présentant tant d'aspects divers.

On conçoit maintenant pourquoi la question des aliénés étant une fois mise à l'ordre du jour, elle soulève à un haut degré l'attention et fait naître un grand nombre de travaux émanés de sources différentes.

Il nous reste à expliquer comment elle s'est trouvée mise à l'ordre du jour.

Ce n'est qu'à la fin du siècle dernier que l'on a commencé à s'occuper, avec sollicitude, du sort des aliénés. Presqu'à la même époque, William Tuke, en Angleterre, Ph. Pinel, en France, Daguin en Savoie, Chiarruggi, en Italie, appelèrent la sympathie sur les malheureux atteints de folie, et prirent l'initiative d'une réforme qui ne marcha d'abord qu'à pas lents, mais dont les progrès ne se sont jamais arrêtés. Le mouvement ainsi donné se communiqua peu à peu à tous les pays civilisés, et, chose bien remarquable, vint aboutir dans tous à des résultats à peu près identiques.

Ces résultats se manifestèrent sous deux formes principales : 1° création d'asiles publics consacrés aux aliénés, ou surveillance des asiles privés ; 2° législation spéciale faite en vue de ces établissements et des personnes qui y sont placées.

Sans doute, les asiles qui existent aujourd'hui dans tous les pays civilisés, non-seulement dans les États de l'Europe, mais aussi en Amérique, dans certaines contrées de l'Afrique, dans les Indes orientales, dans les possessions anglaises de l'Océanie, ne sont pas tous construits sur un plan absolument uniforme ; mais l'on peut dire que tous présentent un fonds commun de dispositions semblables, qui leur donne un air de parenté et qui permet de les comparer utilement les uns aux autres.

De même la législation offre certaines variantes, suivant les pays, surtout dans la forme de son expression, puisque, dans les uns, elle est fixée par une loi, tandis que dans d'autres elle ne l'est que par des ordonnances, des décrets ou de simples règlements de police. Mais, avec une certaine diversité dans la forme, on retrouve, dans tous les pays et sur tous les points essentiels, des règles sinon absolument semblables, du moins très-analogues les unes aux autres.

En France, c'est une loi, la loi du 30 juin 1838, qui régit les questions relatives aux aliénés, à leur traitement dans les asiles publics et privés, à la défense de leurs intérêts et à la gestion de leurs biens. C'est depuis cette loi que les asiles se sont assez multipliés pour être aujourd'hui répartis, à peu près uniformément, sur toutes les portions du territoire ; que leur organisation intérieure a été ramenée à un type uniforme ; que s'est constitué tout un personnel spécial de médecins et d'administrateurs, exclusivement consacrés aux soins que réclament les aliénés.

Étudiée avec une grande sollicitude, discutée à plusieurs reprises avec la préoccupation dominante de concilier les exigences si diverses et si nombreuses que fait naître l'état de folie, cette loi devait, à tous égards, offrir les garanties les plus satisfaisantes, et en effet, aux yeux de la presque unanimité de ceux qui sont à même de bien la juger, dans son application et dans ses effets, elle n'a fourni que d'excellents résultats. Témoignage précieux en sa faveur, plusieurs pays étrangers qui se sont décidés à entrer, après nous, dans une voie où l'Angleterre seule nous avait précédés, ont emprunté à notre loi presque toutes ses dispositions importantes, et en France même, elle n'a été pendant longtemps l'objet d'aucune critique.

Malheureusement cet heureux accord d'approbation est aujourd'hui troublé : depuis quelques années, ce qui, jusquelà, avait été jugé excellent, s'est trouvé tout à coup dénigré et attaqué. Tout asile a été représenté comme une prison ; tout placement dans un de ces établissements comme un crime de lèse-humanité. On a paru ignorer ou oublier les nécessités de la sûreté générale et de la sécurité personnelle, les indications du traitement, les avantages de l'hygiène morale et physique, pour n'avoir plus souci que de l'atteinte portée à la liberté physique de gens qui n'ont plus leur liberté morale. Sous prétexte de sympathie pour leurs droits lésés, on a voulu en faire les martyrs d'un arbitraire le plus souvent ignorant. Certains journaux qui, chaque jour, enregistrent dans leurs *faits divers* nombre de vols, de suicides et de meurtres commis par des aliénés, d'incendies allumés par eux, n'ont pas hésité à prétendre, dans les articles de fonds de leur première page, qu'il est à peine nécessaire d'imposer la moindre contrainte à ceux qui sont affectés de folie, et ont même donné à entendre que celle-ci n'existait guère que dans l'esprit des médecins qui font profession de la soigner.

Les médecins aliénistes, ainsi mis en cause, ont voulu répondre pour éclairer l'esprit public, et montrer, sous leur vrai jour, les faits mal exposés ; ils ont voulu, surtout, édifier leurs adversaires, faire un appel à leur impartialité, et ils les ont conviés à venir visiter les asiles, à étudier les aliénés, à se rendre compte, sur le vif, de l'application et des effets de la loi. Ces deux propositions ont été également déclinées. Parce que le système était soi-disant suffisamment connu, aucune explication loyale n'a été acceptée, aucune investigation sérieuse n'a été entreprise ; le siége était fait et il n'y avait plus à y revenir. Sous prétexte qu'aucun nom propre de médecin n'était imprimé dans les articles les plus hostiles, et qu'il n'y avait, par conséquent aucune attaque individuelle conférant le droit de réplique dans le journal même, aucune réponse, aucune réfutation n'a été admise, ni insérée, et l'on a pu se vanter, à bon compte, d'avoir triomphé de la médecine aliéniste à laquelle on ne pouvait, a-t-on dit, arracher un seul mot pour sa défense.

D'autres publicistes, sans révoquer en doute l'existence même de la folie, s'en sont pris à la manière dont on la traite et ont prétendu que le système adopté de nos jours, avec bien peu de variantes, dans tous les pays civilisés, constituait une pratique odieuse et barbare. Ils ont ouvert, contre lui, une guerre à outrance, et bien que connaissant à peine, et quelquefois pas du tout, nos asiles, ils les ont déclarés détestables et ont attaqué tout ce qui s'y fait. Il s'est trouvé, malheureusement, parmi ces adversaires, des membres du corps médical, incompétents, ou cédant à un entraînement auquel l'intérêt privé n'était peut-être pas étranger ; il s'y est aussi rencontré des employés subalternes d'asiles qui, impatients de toute autorité, n'ont pas reculé, pour satisfaire quelque rancune privée, devant la mise en accusation du système tout entier.

A côté des attaques générales se sont aussi produites quelques accusations particulières. On a incriminé, de loin en loin, quelques faits que l'on a voulu ériger en crimes ou en illégalités ; on a cité de prétendues victimes dont on a voulu faire des martyrs. Ici l'administration pouvait prendre la parole et répondre par des communiqués ; elle l'a toujours fait en fournissant des explications complètes, des justifications irréfutables. Mais il n'est pas nécessaire d'avoir grande expérience pour savoir qu'en pareille circonstance l'attaque produit bien plus d'effet que la défense, et que lors même que celle-ci est péremptoire, elle ne dis-

sipe pas complétement la mauvaise impression causée par
la première.

Quelques faits individuels ont été portés devant le Conseil
d'État, sous forme de demandes en autorisation de poursuites contre des fonctionnaires accusés d'avoir prêté la
main à une séquestration arbitraire ; chacune de ces affaires
a été étudiée, nous le savons, avec un minutieux scrupule
et avec le parti fermement arrêté de ne rien laisser passer de
ce qui pourrait fournir à l'opinion publique le moindre
motif de grief fondé ; et, malgré cette parfaite impartialité,
aucune poursuite n'a été autorisée, preuve que les plaintes
ne reposaient sur aucun fait sérieux.

Les mêmes plaintes se sont produites à la barre du Sénat,
sous forme de pétitions. La législation des aliénés et le régime
des asiles, d'une manière générale, aussi bien que les quelques faits particuliers auxquels nous venons de faire allu-
sion, ont été attaqués devant cette haute assemblée. Une
série de rapports, dont un, en particulier, constitue une
œuvre des plus importantes par son étendue aussi bien que
par sa haute valeur, a montré le peu de fondement de toutes
ces accusations, et, si quelques points secondaires ont été
signalés à l'attention du gouvernement, ce n'est point parce
que l'on trouvait les réclamations fondées, mais parce que
l'on tenait à ôter, pour l'avenir, tout prétexte à leur retour.
La question a été aussi portée devant le Corps législatif ;
mais elle n'y a été qu'effleurée, et là encore les allégations
défavorables ont été réfutées sans peine.

Aujourd'hui que le roman s'en prend surtout aux mœurs,
et qu'il s'applique à mettre en jeu, dans ses fictions, les
questions et les intérêts qui sont chaque jour débattus dans
les faits de la vie réelle, il n'est pas étonnant qu'il ait été
séduit par un sujet qui prête tant aux investigations psychologiques, aux controverses sociales, aux discussions de

toute sorte. Les questions médico-légales relatives à la folie ont donc été portées dans le roman, et grâce surtout au mérite littéraire déployé par certains auteurs, ce n'est pas sous cette forme, certainement, qu'elles ont intéressé le moins vivement l'opinion publique. Pour beaucoup, les malheurs prêtés à un héros imaginaire ont plus réussi à exciter l'intérêt et à entraîner les esprits que n'auraient pu le faire journaux et revues, pamphlets et pétitions.

Pendant que l'attention publique était ainsi sollicitée par tous les moyens propres à frapper les esprits, en s'adressant au grand nombre, les hommes de science, plus spécialement adonnés à l'étude des maladies mentales et de la législation des aliénés, étaient loin de rester inactifs. Écartés, ainsi que nous venons de le dire, de la lutte dans les grands journaux politiques, ils se rejetaient sur les journaux de médecine, sur les sociétés savantes, sur les congrès médicaux, et partout le pour et le contre étaient exposés et débattus avec une égale bonne foi ; partout les principes attaqués et les institutions mises en question trouvaient des défenseurs consciencieux et parfois éloquents.

Une question soulevée en même temps de tant de manières différentes s'imposait de droit à l'attention du gouvernement : dans l'intérêt de ceux qui étaient le plus vivement attaqués, aussi bien que dans celui de la vérité, il était essentiel que quelque chose fût fait pour calmer les soupçons du public et pour mettre en pleine lumière le véritable état des choses.

C'est dans cette intention que fut nommée la Commission supérieure dont nous avons parlé dans l'avertissement placé en tête de ce travail.

Nous avons fait connaître en même temps le but et le plan de notre publication.

PREMIÈRE PARTIE.

Historique.

Réforme du régime des aliénés à la fin du xviiie siècle. — Tenon. —
Pinel. — Esquirol. — Ferrus. — Législation actuelle. Loi du 30 juin
1838. — Ordonnance royale du 18 décembre 1839. — Règlement
ministériel du 20 mars 1857. — Résultats généraux de cette législation.

C'est, avons-nous dit, dans les dernières années du
xviiie siècle que Ph. Pinel donna le signal de la réforme du
régime des aliénés en France; ce fut vers la même époque
que ce savant médecin introduisit dans la langue les mots
aliéné et *aliénation* dans le sens qu'ils possèdent aujour-
d'hui (1). Jusque-là on n'avait jamais employé, pour désigner

(1) Les auteurs antérieurs à Ph. Pinel employaient bien les expressions
aliénation du sens, de l'esprit, de l'entendement, aliéné d'esprit, pour
désigner l'état d'une personne dont la raison était troublée, ou cette personne elle-même. « J'ai vu en cette personne de l'aliénation d'esprit »,
dit Molière, par la bouche d'un des médecins qu'il met en scène. Mais ils
n'ont jamais employé ces mots, tout court, sans désignation des facultés
lésées, comme synonymes des mots *folie, fou, folle, insensé.* Aujourd'hui
le mot *aliénation* n'a besoin d'aucun accessoire pour être compris; le
participe *aliéné* est devenu un substantif qui s'emploie seul.
C'est en 1799 que Ph. Pinel fit, pour la première fois, usage de ces mots
dans un mémoire intitulé : *Recherches sur le traitement moral des aliénés* (*Mémoires de la Société médicale d'émulation,* t. II, p. 215). En 1800,
il publia son *Traité médico-philosophique de l'aliénation mentale,* où ils
sont continuellement employés. En 1806, le mot *aliéné* paraît pour la
première fois dans le style administratif; un arrêté du Conseil général
des hospices, en date du 26 février 1806, parle du « billet d'entrée des
aliénées que leur état aura fait entrer d'urgence au traitement des folles
établi dans l'hospice de la Salpêtrière » (*Code administratif des hôpitaux*

les personnes privées de raison, que les expressions *fous,
folles, insensés, maniaques ;* jusque-là on ne s'était guère oc-

et *hospices de Paris,* t. I, p. 677). Depuis, l'emploi de ces expressions
s'est généralisé.

Ph. Pinel n'a donné aucune explication sur les motifs qui l'avaient amené
à en faire usage en 1799, alors que l'année précédente il avait présenté à la même Société et inséré dans le même recueil (t. I, p. 94) un
Mémoire sur la manie périodique et intermittente, dans lequel elles ne
se sont pas prononcées une seule fois.

Elles ne le sont pas davantage, nous croyons pouvoir l'affirmer, dans
aucun des ouvrages publiés avant ceux de Ph. Pinel, et dans lesquels il est
déjà question des maladies mentales :

Le Camus, *Médecine de l'esprit.* 1769.

Dufour, *Essai sur les opérations de l'entendement humain et les maladies qui le dérangent.* Paris, 1770.

Colombier, *Instruction sur la manière de gouverner les insensés et de
travailler à leur guérison.* 1786.

Mourre, *Observations sur les insensés.* 1791.

Tenon, *Mémoires sur les hôpitaux de Paris.* 1788.

Une citation faite par Esquirol et reproduite depuis par plusieurs
auteurs, qui l'ont admise de confiance, sans se donner la peine de la vérifier, ferait croire néanmoins que Tenon avait déjà employé le mot *aliéné ;*
il n'en est rien, et malgré l'autorité qui s'attache au nom d'Esquirol, nous
devons signaler son erreur et rétablir, dans son authenticité, le texte de
Tenon.

Voici la citation rapportée par Esquirol dans son chapitre sur les
maisons d'aliénés (*Maladies mentales,* 1838, t. II, p. 442) : « Comment
» a-t-on pu espérer », s'écrie Tenon, « qu'on pourrait traiter des *aliénés*
» dans des lits où l'on couche trois à quatre furieux qui se pressent,
» s'agitent, se battent, qu'on garrotte, qu'on contrarie, dans des salles
» infiniment resserrées, etc. » ?

Voici maintenant le passage même de Tenon, emprunté au chapitre
Des maniaques à l'Hôtel-Dieu, dans le *Quatrième mémoire sur les hôpitaux
de Paris,* p. 219. « Le résultat de ces observations n'indiquerait-il pas
» qu'il faut tenir les fous à l'abri de l'impression d'une forte chaleur,
» qu'il convient de leur faire respirer un air frais, propre à tempérer
» l'extrême effervescence de leur sang?

» Mais comment se procurer cet air frais dans des lits où l'on couche
» trois ou quatre fous qui se pressent, s'agitent, se battent, qu'on garrotte,
» qu'on contrarie, et dans des salles infiniment resserrées ».

On le voit, la fin de la citation est conforme au texte, mais le commen-

cupé que de les enfermer quand elles menaçaient la tranquillité publique, et l'on songeait bien peu à les traiter dans
le but de les guérir. « L'Hôtel-Dieu est de tous les
hôpitaux de Paris le seul où l'on traite de la Folie....; les
hôpitaux les plus proches de la capitale, où l'on s'occupe
encore du traitement des maniaques, se trouvent à Rouen
et à Lyon (1). »

Telles étaient, en 1786, les seules ressources hospitalières
affectées au traitement de la folie; et, à l'Hôtel-Dieu de
Paris, on ne leur ouvrait que deux petites salles contenant
42 places pour les hommes (10 lits à quatre personnes et
2 petits), et 32 places pour les femmes. A Rouen il y avait
90 loges, et à Lyon 38, chacune pour une personne seulement.

Et encore quel était ce traitement de l'Hôtel-Dieu de
Paris? Il ne consistait guère qu'en saignées copieuses ré-
pétées coup sur coup; et lorsqu'après quelques mois, la
guérison n'était pas obtenue, les malades étaient rendus à
la liberté ou envoyés dans quelqu'un des établissements
uniquement consacrés aux incurables.

De ces derniers, Tenon donne une nomenclature complète qui est intéressante, parce qu'elle est le premier spécimen de statistique appliquée aux maladies mentales.

Les établissements ouverts à Paris aux fous incurables
étaient alors au nombre de 22; 4 publics, la Salpêtrière,
Bicêtre, Charenton et les Petites-Maisons, renfermant ensemble 752 insensés et 319 épileptiques, et 18 pensions

cement est tout à fait inexact, et le mot *aliéné* n'y est pas prononcé. Les
erreurs du même genre sont bien fréquentes dans la science, et souvent
elles portent sur des points plus importants qu'une simple question de
terminologie. Aussi est-ce un devoir de les signaler toutes les fois qu'on
en a connaissance, bien qu'il soit pénible de trouver en faute un auteur
rangé à juste titre parmi les maîtres.

(1) Tenon, *Mémoires sur les hôpitaux de Paris*, p. 213.

privées, réparties dans les faubourgs Saint-Jacques, Montmartre et Saint-Antoine, dont la plus nombreuse contenait 36 malades et la moindre seulement 2 (1).

Ce que le régime des malades était dans ces institutions privées, nous l'ignorons; mais nous savons mieux ce qui se passait dans les établissements publics.

Là, les malades enfermés dans des cabanons, sans autre ouverture qu'une porte massive, couchés sur de la paille, chargés de chaînes, étaient traités à l'égal de criminels dangereux, ou mieux encore d'animaux féroces. Nul n'osait les approcher, et l'agitation la plus violente était l'état ordinaire de la plupart d'entre eux.

Pinel, on le sait, inaugura la réforme en 1792, en faisant tomber, devant les délégués de la Convention, les chaînes de quelques-uns de ces forcenés, et le succès couronna son entreprise. Cet épisode, si souvent raconté (2), a bien été un peu dénaturé, à cause de l'époque et des circonstances au milieu desquelles il s'est produit. On a voulu y voir un acte de politique libératrice, alors qu'il n'a été qu'un acte

(1) Dans le chapitre où il donne ces renseignements, Tenon exprime des vues très-sages et très-avancées sur le traitement des aliénés dans des établissements spéciaux : « Que sont les bâtiments d'hôpitaux pour d'autres » malades que des fous?» dit-t-il, «Des moyens purement auxiliaires, » propres à favoriser le régime et à seconder la vertu des médicaments. » Mais les hôpitaux, pour les fous sont autre chose; ils font eux-mêmes » fonctions de remèdes » (p. 246). Esquirol a exprimé la même idée en termes qui sont devenus presque proverbiaux en médecine mentale : « Une maison d'aliénés », dit-il, «est un instrument de guérison ; entre » les mains d'un médecin habile, c'est l'agent thérapeutique le plus puis- » sant contre les maladies mentales» (t. II, p. 398). N'est-il pas juste, sans amoindrir en rien le mérite de ce passage d'Esquirol, de faire remarquer que bien avant lui, Tenon avait déjà exprimé cette sorte d'aphorisme en termes très-analogues ?

(2) Voyez notamment : Pariset, *Éloge de Pinel : Histoire des membres de l'Académie de médecine*, t. 1. p. 225 ; Scipion Pinel, *Traité complet du régime sanitaire des aliénés*. Paris, 1836, p. 56 ; *Rapport sur le service des aliénés de la Seine*, 1852.

d'humanité, mais il n'en a pas moins une signification considérable, comme premier pas fait dans une voie de progrès où, depuis, des améliorations très importantes n'ont cessé de s'accomplir.

Après ce premier élan, un peu théâtral, il faut bien le dire, Pinel se consacra à l'œuvre plus modeste, mais plus essentielle et plus difficile, consistant à introduire une réforme radicale dans tous les détails du régime des aliénés, à Bicêtre d'abord, à la Salpêtrière ensuite, et grâce à ces efforts, ces deux établissements changèrent de face.

Vers la même époque, la maison de Charenton, qui avait été fermée par la Révolution, fut rouverte (1797), et passa des mains des frères Saint-Jean-de-Dieu, qui en avaient été les propriétaires depuis la fondation (1641), dans celles de l'État, qui la fit largement profiter des méthodes nouvelles.

Les Petites-Maisons, où les aliénés étaient mélangés à des infirmes, des teigneux et des vénériens, furent transformées, en 1801, en hospice des Ménages, et les fous et les folles qu'elles contenaient furent répartis entre Bicêtre et la Salpêtrière.

Enfin, à la même époque, le service des insensés qui s'était maintenu dans les salles Saint-Louis et Sainte-Geneviève de l'Hôtel-Dieu, fut supprimé par ordre du gouvernement.

Paris se trouva donc doté de trois grands établissements publics destinés au traitement des aliénés, et ces établissements furent les premiers qui, en France, offrirent aux malades des conditions réellement en rapport avec les exigences de leur état. Dans les accusations souvent passionnées et injustes qui ont été dirigées depuis contre la Salpêtrière et Bicêtre, on a trop oublié combien, dans toute voie nouvelle, les premiers pas sont difficile à franchir; si, de nos jours, des établissements plus modernes ont laissé ceux-ci loin derrière eux, il faut se rappeler que, à une

époque antérieure, leur organisation a réalisé une somme
de progrès énorme sur tout ce qui les entourait. Nous devons donc, sous peine d'ingratitude, conserver le souvenir
de leur ancienne supériorité relative, et leur accorder tout
au moins une réputation historique.

Au point de vue des progrès de la science médicale, le
rôle de ces trois établissements n'a pas été moins remarquable. A côté de Ph. Pinel, et ensuite après lui, Esquirol donna
à l'étude des maladies mentales une impulsion vigoureuse
qui, on peut le dire, eut pour résultat de constituer la médecine mentale telle, à peu de choses près, qu'elle existe
aujourd'hui. A son école se formèrent un grand nombre de
médecins distingués, qui favorisèrent sous toutes les formes
le progrès commencé : les nommer, ce serait énumérer tous
ceux qui depuis ont exercé avec le plus d'éclat cette branche de l'art dans toute la France, tous ceux que la génération actuelle respecte comme des modèles et honore
comme des maîtres.

Ce mouvement d'amélioration ne pouvait pas rester limité
à Paris : quelques villes de province, essayant timidement
d'imiter la capitale, réformèrent leurs hospices ou en fon-
dèrent de nouveaux. Mais ce travail de diffusion des progrès
réalisés ne pouvait être que très-lent. En 1818, Esquirol
faisait encore au gouvernement un tableau lugubre et resté
justement célèbre de l'état de profonde misère dans lequel
un trop grand nombre de malheureux aliénés continuaient
à végéter. «Je les ai vus, dit-il, nus, couverts de haillons,
» n'ayant que la paille pour se garantir de la froide humi-
» dité du pavé sur lequel ils sont étendus. Je les ai vus gros-
» sièrement nourris, privés d'air pour respirer, d'eau pour
» étancher leur soif, et des choses les plus nécessaires à la
» vie. Je les ai vus livrés à de véritables geôliers, abandonnés
» à leur brutale surveillance. Je les ai vus dans des réduits
» étroits, sales, infects, sans air, sans lumière, enchaînés

» dans des antres où l'on craindrait de renfermer les bêtes
» féroces que le luxe des gouvernements entretient à grands
» frais dans les capitales. Voilà ce que j'ai vu presque par-
» tout en France ; voilà comment les aliénés sont traités
» presque partout en Europe (1). »

A cette époque, il n'y avait encore en France que huit établissements publics où l'on ne reçût que des aliénés (Armentières, Avignon, Bordeaux, Charenton, Lille, Marseille, Maréville, Rennes). Esquirol, montrant les inconvénients du mélange de ces malades dans les hospices, les dépôts de mendicité et les prisons, adjurait le ministre de faire construire de nouveaux asiles, en nombre suffisant, pour soigner tous les insensés ; une dizaine devait suffire, suivant lui, pour répondre à tous les besoins.

En 1819, c'est-à-dire pendant l'année qui suivit la présentation de ce rapport, le ministre de l'intérieur adressa aux préfets une circulaire, leur signalant les mauvaises conditions auxquelles les aliénés étaient encore soumis dans plusieurs établissements, et leur indiquait les principales améliorations à introduire ; mais il ne put donner autre chose que des conseils, et l'accomplissement des progrès resta confié aux administrations des villes et des départements. Les établissements de Bordeaux (1820), de Montpellier (1821), de Marseille (1823), de Saint-Venant (1824), de Saint-Yon, à Rouen (1825), de Toulouse (1826), de Nantes (1832), du Mans (1834) et quelques autres, furent, pendant la période qui suivit, construits ou améliorés.

Jusque-là n'était pas réglée la condition légale des aliénés d'une manière uniforme. Les exigences de l'ordre public et de la sécurité des personnes avaient bien forcé à prendre quelques précautions indispensables, et la loi du 16-24

(1) Esquirol, *Des établissements consacrés aux aliénés en France et des moyens de les améliorer*, Rapport présenté au ministre de l'intérieur en septembre 1818. Voyez *Maladies mentales*, t. II, p. 399.

août 1790 ayant confié à l'autorité administrative le soin de remédier aux événements fâcheux qui pourraient être causés par les fous furieux, beaucoup de préfets se considéraient, par là, comme suffisamment autorisés à ordonner directement le placement des aliénés dangereux dans les asiles. Mais, dans d'autres départements l'interdiction préalable était considérée comme indispensable; le préfet ne pouvait alors ordonner qu'une arrestation provisoire. L'aliéné, ainsi arrêté, était déposé dans une prison; le procureur impérial poursuivait d'office son interdiction conformément à l'article 491 du Code civil, et ce n'était que lorsque le jugement avait été rendu, c'est-à-dire souvent après de longs délais, que le transfert de la prison à l'asile pouvait avoir lieu.

Quant aux placements volontaires, aucune mesure légale ne s'en occupait, et les familles abandonnées à elles-mêmes n'avaient qu'à suivre certaines règles de police locale, sans unité et sans sanction.

La dépense des aliénés indigents n'était pas mieux réglée; hospices, communes, départements, État s'en renvoyaient la charge, et se débattaient à qui ne la supporterait pas.

Quand des aliénés étaient séquestrés, sans être interdits, rien ne garantissait la défense de leurs intérêts privés; il fallait alors que toutes leurs affaires restassent en suspens, ou qu'on parvînt à leur faire signer une procuration à laquelle manquait presque toujours la condition la plus essentielle d'un acte de ce genre, le consentement raisonné.

A Paris, où un si grand nombre d'aliénés indigents étaient journellement placés à la Salpêtrière et à Bicêtre, l'administration des hôpitaux s'était bien investie, spontanément, du rôle de tutrice à leur égard, mais elle n'en avait pas strictement le droit, et ce n'était que par une tolérance, en contradiction avec les prescriptions du Code, qu'on la laissait agir.

Un pareil état de choses appelait une réforme sérieuse; elle fut entreprise en 1836. La loi de finances de cette année décida (art. 6) que les départements devaient concourir à la dépense des aliénés, et le conseil d'État fut chargé de préparer un projet de loi sur les aliénés. Le 6 janvier 1857, la Chambre des députés était saisie de ce projet.

Nulle part l'on ne saurait rencontrer un résumé de la question plus complet ni plus impartial que dans l'exposé des motifs de ce projet de loi. Nous n'en citerons qu'un passage, parce qu'il se rapporte au côté de la question qui a suscité le plus de controverses, et parce qu'il suffit, pour apprécier l'esprit de sage libéralisme qui inspirait cette œuvre.

« Après avoir pourvu à l'intérêt de sûreté et d'ordre public
» qui réclame l'isolement des aliénés, nous ne devons pas
» oublier un intérêt non moins grave; nous devons assurer
» à la liberté individuelle toutes les garanties qui lui
» manquent encore.

» Le péril qui la menace peut naître d'une erreur inno-
» cente ou de motifs coupables; il peut provenir ou des
» parents, ou de l'autorité elle-même; la liberté peut être
» menacée, soit qu'une personne soit placée sans nécessité
» dans un établissement d'aliénés, soit que, y ayant été pla-
» cée avec raison, elle soit retenue encore après que la
» guérison a rendu l'isolement sans objet.

» Plus les droits de la liberté individuelle sont sacrés, et
» plus le projet de loi a dû s'attacher à lui assurer la pro-
» tection la plus entière; il a multiplié les garanties, il n'en
» a négligé aucune. »

Sans entrer dans les détails de la double discussion dont ce projet fut l'objet dans chacune des deux Chambres, avant d'être adopté à l'unanimité dans la Chambre des pairs (26 mai 1838), et à l'énorme majorité de 216 voix contre 6 dans la Chambre des députés (14 juin 1838), nous ferons remarquer seulement, en ce qui concerne les placements, que, dans le premier projet du gouvernement, une ordonnance ou autorisation préalable du préfet devrait toujours être exigée; mais que cette mesure fut rejetée, conformément aux conclusions du rapporteur, M. Vivien, qui s'exprime ainsi sur ce point important : « Le but de ce projet est le » soulagement des aliénés, les facilités à donner à leur trai= » tement. C'est contrarier ouvertement ce but que de su= » bordonner à un acte de l'autorité publique la mesure la » plus favorable à la guérison.

» L'isolement des aliénés est en effet le premier et le plus » énergique des moyens de traitement; il est en même » temps le plus urgent. Un retard de plusieurs jours peut » aggraver le mal au point d'en rendre la guérison quelque- » fois impossible, toujours plus difficile; ce retard résulterait » nécessairement de l'obligation de recourir préalablement » au préfet.

» Dans la plus grande partie de la France, à Paris notam- » ment, les familles sont admises aujourd'hui à effectuer » librement des placements dans des établissements d'a- » liénés. On ne cite aucun exemple de séquestration fondée » sur un état d'aliénation mentale supposée. »

Nous avons vu que, malgré tout ce que l'on a pu dire depuis, cette dernière proposition est encore vraie aujourd'hui, ce qui est au moins une présomption bien favorable de l'efficacité des garanties édictées par la loi.

Nous devons encore rappeler, à l'honneur du corps médical, qu'un médecin aliéniste des plus distingués, Ferrus, prit une part active à l'élaboration de cette législation nouvelle. Il en avait montré la nécessité dans son livre *Des aliénés*, Paris, 1834; il l'avait réclamée en sa qualité d'inspecteur général du service des aliénés (1835), et ensuite lorsqu'elle entra dans la pratique, il fut pendant vingt ans chargé de veiller à son exécution.

Comme c'est de la promulgation de la loi du 30 juin 1838 que date l'état légal qui subsiste encore aujourd'hui, et contre lequel les attaques actuelles sont dirigées, nous allons exposer avec quelques détails : 1° les principales dispositions de cette loi, surtout celles qui sont incriminées ; 2° les effets qu'elle a produits.

La loi reconnaît deux genres d'établissements d'aliénés : les établissements publics, placés sous la direction de l'autorité publique (art. 2), et les établissements privés, placés sous la surveillance de la même autorité (art. 3), et soumis à l'autorisation préalable du gouvernement (art. 5).

Tous les établissements publics ou privés sont soumis à la visite d'un certain nombre de fonctionnaires chargés de recevoir les réclamations des personnes qui y sont placées, et de prendre tous les renseignements propres à faire connaître leur position (art 4).

Ces fonctionnaires chargés de visiter les asiles sont :

Le préfet, ses délégués et ceux du ministre de l'intérieur ;

Le président du tribunal ;

Le procureur impérial ;

Le juge de paix ;

Le maire de la commune.

Pour un seul de ces fonctionnaires, le procureur impérial, la visite est obligatoire à des intervalles réguliers, c'est-à-dire qu'elle doit être faite une fois au moins chaque trimestre dans les asiles privés, et une fois chaque semestre dans les asiles publics, à des jours indéterminés ; pour les autres fonctionnaires, l'époque en est facultative.

Chaque département est tenu d'avoir un asile public pour

recevoir et soigner ses aliénés, ou de traiter à cet effet avec un asile public ou privé (art. 1).

Il doit y avoir dans chaque asile un registre spécial, coté et paraphé par le maire, soumis à l'examen et au visa de toutes les personnes chargées de visiter l'établissement (art. 4), et sur lequel doivent figurer la copie de toutes les pièces individuelles dont nous allons donner l'énumération, et la mention de toutes les particularités de quelque importance, relatives à chaque malade (art. 12).

Ce qui concerne les personnes placées dans les asiles peut être rapporté à trois chefs : leur admission, leur maintien, leur sortie.

Admission. — Il y a deux genres de placements, les placements d'office et les placements volontaires.

Les placements d'office sont prononcés, à Paris, par le préfet de police, dans les départements par les préfets, à l'égard des personnes dont l'état d'aliénation compromet l'ordre public ou la sûreté des personnes. Les ordres des préfets doivent être motivés et énoncer les circonstances qui les auront rendus nécessaires (art. 18).

Dans le cas d'urgence absolue, les maires des communes, et les commissaires de police à Paris, doivent ordonner les mesures provisoires nécessaires et en référer dans les vingt-quatre heures au préfet, qui statuera sans délai (art. 19). Dans la pratique, cet article a reçu deux modes d'application distincts, reposant sur la signification différente donnée, suivant les lieux, aux mots « mesures provisoires nécessaires. » Dans certains départements, les maires se contentent de s'assurer de la personne des malades atteints de folie dangereuse et de les garder, dans leur commune, jusqu'à la décision préfectorale ; dans d'autres, les maires font transporter de suite ces malades à l'asile, et prennent, à cet effet, un arrêté provisoire de placement, qui n'a de valeur définitive que lorsqu'il a été approuvé par le préfet.

Les placements volontaires ne peuvent avoir lieu que sur
la présentation des trois pièces suivantes : 1° une demande
d'admission ; 2° un certificat médical constatant la maladie ;
3° une pièce indiquant l'identité de la personne à placer (art. 8).

La demande d'admission doit être faite par une personne
autre que le malade : la loi n'a pas prévu le cas où ce serait celui-ci, lui-même, qui demanderait à entrer dans un
établissement pour se faire soigner.

Elle doit contenir les noms, profession, âge et domicile
de la personne qui demande le placement, aussi bien que de
celle qu'il s'agit de placer, et indiquer le degré de parenté
ou la nature des relations qui existent entre elles. Elle doit
être écrite et signée par celui qui la forme, ou s'il ne sait
signer, reçue par le maire ou le commissaire de police qui
en donne acte. En cas d'interdiction, un extrait du jugement doit être fourni.

Le certificat médical doit dater de moins de quinze jours,
ne pas émaner d'un médecin attaché à l'établissement, ni
d'un médecin parent ou allié, au second degré inclusivement, des chefs ou propriétaires de l'établissement ou de
la personne qui fera effectuer le placement. C'est sans doute
par oubli que l'on n'a pas exigé la même absence de parenté entre le médecin signataire du certificat et la personne
à placer.

Ce certificat doit constater l'état mental du malade, indiquer les particularités de son affection et la nécessité de
le placer dans un établissement d'aliénés et de l'y tenir enfermé. Il est dit, en outre, qu'en cas d'urgence les chefs des
établissements publics pourront se dispenser d'exiger le certificat du médecin ; mais c'est une disposition que nous n'a-
vons jamais vu ni voulu appliquer, et nous croyons que si
cela est quelquefois arrivé, les exemples doivent en être
infiniment rares.

Que le placement soit d'office ou volontaire, le médecin de l'établissement délivre, dans les vingt-quatre heures, un certificat qui constate l'état mental de la personne placée : ce certificat est transmis au préfet avec un bulletin d'entrée faisant mention de toutes les pièces d'admission (art. 8).

Dans le délai de trois jours le préfet notifie au procureur impérial de l'arrondissement où est situé l'établissement, et à celui de l'arrondissement où est le domicile du malade, les noms, profession et domicile de la personne placée, ceux de la personne qui a fait la demande d'admission et les causes du placement (art. 10), si le placement est volontaire, et en cas de placement d'office communique aux mêmes procureurs impériaux les ordres donnés en vertu des articles 18 et 19 (art. 22). La même notification, en cas de placement d'office, est faite au maire de la commune où est le domicile du malade, qui doit en donner immédiatement avis aux familles (art. 22).

Enfin, dans le même délai de trois jours, si le placement volontaire est effectué dans un asile privé, le préfet doit charger un ou plusieurs hommes de l'art, auxquels il peut adjoindre telle autre personne qu'il désignera, à l'effet de constater l'état mental de la personne placée et d'en faire rapport sur-le-champ (art. 9).

Telles sont les formalités nombreuses auxquelles doivent être, dans tous les cas, soumis les placements dans les asiles d'aliénés ; l'énumération en est longue et l'on ne saurait s'étonner si, au premier abord, l'on a pu croire qu'il y avait surabondance de précautions. Mais aujourd'hui que l'habitude en est prise, toutes les conditions de la loi s'observent très-régulièrement et sans difficulté notable.

Chacune des pièces relatives à l'admission est copiée au registre légal.

Voici le placement effectué, et l'on voit que l'admission

n'a pas pu être prononcée à la légère. Maintenant commence le séjour du malade dans l'établissement, et nous allons voir qu'à cet égard les précautions ne sont pas moindres.

Séjour. —Les garanties assurées à la personne placée dans un établissement d'aliénés pour empêcher qu'elle n'y séjourne, si son état mental permet qu'elle vive en liberté, sont de deux ordres : les unes générales et obligatoires, les autres individuelles et facultatives.

Par mesures générales et obligatoires, nous entendons le certificat de quinzaine, les notes mensuelles, les rapports semestriels.

Le médecin de l'établissement a dû, on se le rappelle, fournir dans les vingt-quatre heures qui ont suivi l'admission, un certificat constatant l'état mental du malade entré (art. 8). Mais, dans un aussi bref délai, son appréciation a pu laisser à désirer ou être incomplète. Aussi la loi lui impose-t-elle de rédiger au bout de quinze jours d'étude et d'examen, un nouveau certificat destiné à confirmer ou à rectifier, s'il y a lieu, les observations contenues dans le certificat de vingt-quatre heures, et d'indiquer le retour plus ou moins fréquent des accès et des actes de démence (art. 11). Voilà donc, dans l'espace d'une quinzaine, trois certificats médicaux délivrés par deux médecins différents, et s'il s'agit d'un placement volontaire dans un asile privé, quatre certificats délivrés par trois médecins différents.

En outre le médecin de l'établissement doit consigner, au moins une fois tous les mois, sur le registre prescrit par l'article 13, les changements survenus dans l'état mental de chaque malade. C'est ce que l'on appelle les notes mensuelles (art. 12). Sans doute, il arrive fréquemment que de nombreuses années se passent sans amener de modifications notables dans l'état mental de certains malades, on ne peut demander alors au médecin qui est chargé d'un grand nombre d'aliénés, de faire chaque mois une longue notice sur chacun d'eux : mais il doit du moins constater leur état, ne fût-ce que par un mot qui signale l'absence de changement. Cette obligation est certes l'une des plus fatigantes que le médecin ait à remplir, mais c'est en même temps l'une des plus essentielles, car elle donne la garantie qu'il a l'esprit éveillé sur l'état de chacun de ceux qui sont confiés à ses soins, et que, si une modification de quelque importance vient à se produire, la mention en sera authentiquement constatée à bref délai.

Ce n'est pas tout encore. Dans le premier mois de chaque semestre, un rapport médical sur l'état de chaque personne retenue dans l'établissement, sur la nature de sa maladie et sur les résultats du traitement, est envoyé au préfet, qui se prononce individuellement sur chacun, ordonne sa maintenue ou sa sortie (art. 20).

Telles sont, avons-nous dit, les formalités obligatoires s'appliquant à la généralité des malades, destinées à contrôler l'utilité de leur séjour.

Mais de plus, chacun d'eux a bien d'autres moyens de recours ; il peut d'abord adresser ses réclamations aux différentes personnnes chargées de visiter l'asile (art. 4), notamment au procureur impérial dont les visites sont obligatoires et périodiques.

Il peut en outre s'adresser, par écrit, aux mêmes personnes, ou à toute autre autorité judiciaire ou administrative, et ses réclamations ou requêtes ne peuvent être supprimées ou retenues par les chefs d'établissements (art. 29), sans que ceux-ci s'exposent à être punis d'un emprisonnement de cinq jours à un an, et d'une amende de 50 francs à 3000.

Enfin, il peut, à quelque époque que ce soit, se pourvoir devant le tribunal du lieu de la situation de l'établissement, et réclamer contre son maintien dans l'asile. Semblable pourvoi peut être présenté par son tuteur, par son curateur, par tout parent ou ami, par les personnes qui l'auront placé, par le procureur impérial, en un mot par n'importe qui (art. 29). Le tribunal ainsi saisi fait ou fait faire les vérifications nécessaires, c'est-à-dire qu'en général il fait examiner la personne par un ou plusieurs médecins étrangers à l'établissement, et que souvent il procède lui-même à son examen et à son interrogatoire; puis il rend en chambre du conseil, sans délai, une décision qui ne doit pas être motivée, et qui ordonne, s'il y a lieu, sa sortie immédiate.

Comment désirer une plus grande facilité de recours, une forme plus simple de procédure, une plus grande libéralité dans les moyens de revendication?

Une seule disposition de cet article nous paraît en contradiction avec cet esprit de libéralisme. Le paragraphe 3 de cet article 29 est ainsi conçu : « Dans le cas d'interdiction, » cette demande (pourvoi devant le tribunal) ne pourra » être fournie que par le tuteur de l'interdit. » Pourquoi cette mesure restrictive? L'interdiction n'entraîne pas, par elle seule, le placement dans un asile. Dès lors celui qui y a été placé, fût-il interdit, doit avoir la même facilité que tout autre individu, séquestré comme lui, de réclamer sa mise en liberté, et il n'y a pas de motif pour le priver du droit de requête au tribunal. Si l'on suppose qu'il peut y avoir parfois un intérêt coupable à retenir, sans motif suffisant, une personne dans un asile, cet intérêt peut guider le tuteur d'un interdit aussi souvent, plus souvent même que les parents ou alliés d'une personne qui ne l'est point. Pourquoi lui donner, à lui seul, ce droit de requête et en exclure non-seulement la personne placée, mais encore les parents et amis qui l'ont dans tout autre cas? Pourquoi en écarter le procureur impérial lui-même, auquel ce texte paraît devoir aussi s'appliquer?

Aussi n'avons-nous jamais compris cette disposition de

la loi; nous devons ajouter que jamais, à notre connaissance, elle n'a été appliquée, et nous avons peine à croire que, le cas se présentant, le tribunal refusât d'agréer le pourvoi présenté par un interdit ou par une autre personne que son tuteur (1).

Sortie. — Si le rapport semestriel rédigé par le médecin en vertu de l'article 20 constate la guérison de la personne placée, le préfet doit ordonner sa sortie immédiate.

Si, dans l'intervalle d'un de ces rapports semestriels à l'autre, le médecin déclare, sur le registre, que la sortie peut être ordonnée, ou que la guérison est obtenue, la sortie aura lieu de suite si le placement était volontaire (art. 13), ou s'il s'agit d'un placement d'office, il en sera référé au préfet, qui statuera sans délai (art. 23).

S'il s'agit d'un interdit ou d'un mineur, il ne pourra être remis qu'à son tuteur ou à ceux sous l'autorité desquels il est placé par la loi (art. 17). Quant aux majeurs non interdits, la loi ne stipule rien, c'est-à-dire que si personne de leur famille ou de leurs amis ne vient les chercher, ils doivent être purement et simplement mis en liberté et rendus à eux-mêmes.

Dans tous les cas cités jusqu'ici, la guérison est la condition préalable à la sortie; mais elle est loin d'être toujours nécessaire. Même avant qu'elle ne soit déclarée par les médecins, tout malade placé volontairement devra cesser d'être retenu, si sa sortie est requise par :

1° Le curateur à sa personne;

(1) Nous nous trompions, paraît-il, en écrivant ceci. M. Thulié rapporte un cas où l'autorité judiciaire aurait refusé d'examiner la demande de sortie d'un interdit, parce que le tuteur seul pouvait requérir la mise en liberté (*La folie et la loi*, 2ᵉ édition, p. 144). Si à certains égards nous ne partageons pas les opinions de M. Thulié, nous sommes parfaitement d'accord avec lui pour regretter que tous les aliénés séquestrés ne jouissent pas, au même degré, du droit de réclamation, qu'ils soient interdits ou non.

2° L'époux ou l'épouse ;

3° S'il n'y a pas d'époux ou d'épouse , les ascendants ;

4° S'il n'y a pas d'ascendants, les descendants ;

5° La personne qui aura signé la demande d'admission ;

6° Toute personne à ce autorisée par le conseil de famille.

S'il y a dissentiment, le conseil de famille est appelé à prononcer (art. 14).

La loi ajoute qu'en cas de minorité ou d'interdiction, le tuteur seul pourra requérir la sortie, ce qui nous paraît encore une restriction inutile, puisque le cas de dissentiment est prévu et que dans ce cas le conseil de famille doit prononcer.

Cependant il pourrait arriver que l'une des personnes énumérées ci-dessus demandât la sortie d'un malade dont l'état mental pourrait, d'après l'avis du médecin de l'établissement, compromettre l'ordre public ou la sécurité des personnes. Dans ce cas il en sera référé au maire qui pourra ordonner un sursis provisoire, à charge d'en référer lui-même dans les vingt-quatre heures au préfet (art. 14). Celui-ci pourra alors rendre un arrêté qui transformera le placement volontaire en placement d'office, et empêchera que le malade sorte de l'établissement sans son autorisation, si non pour être placé dans un autre établissement (art. 21). Si le préfet n'a pas statué dans la quinzaine, ce sursis provisoire cesse, et la personne sort de plein droit (art. 14).

Enfin, le préfet pourra toujours ordonner la sortie immédiate des personnes placées volontairement (art. 16).

La sortie, en vertu de quelque article qu'elle soit ordonnée, doit être mentionnée au registre, avec l'indication des circonstances dans lesquelles elle a lieu, et de l'état mental de la personne ; elle est de plus notifiée dans les vingt-quatre heures au préfet, et par lui aux mêmes personnes que les pièces d'admission.

De quelque manière que la sortie soit ordonnée ou requise (art. 13, 14, 16, 20, 23, 29), les chefs d'établissements ne peuvent retenir la personne sans encourir les peines portées à l'article 120 du Code pénal, c'est-à-dire un emprisonnement de six mois à deux ans, et une amende de 16 à 200 francs.

Ici s'arrêtent les dispositions légales relatives à la personne même de l'aliéné; les autres articles concernent les dépenses du service des aliénés, la gestion des biens, la défense des intérêts, la représentation en justice, la valeur des actes des personnes placées dans les asiles. Toute cette partie de la loi est du plus haut intérêt, mais comme il en est très-peu question dans les attaques actuelles, nous ne nous y arrêterons pas pour le moment, nous réservant de revenir sur quelques-unes de ses dispositions dans la troisième partie de notre travail.

La loi du 30 juin 1838 a eu pour corollaire une ordonnance royale du 18 décembre 1839, composée de deux titres, l'un relatif aux établissements publics d'aliénés, l'autre aux établissements privés.

Le premier règle les conditions de nomination et les fonctions des directeurs, médecins et commissions de surveillance des asiles publics.

Directeur et médecin sont tenus de résider dans l'établissement, et ces deux ordres de fonctions peuvent être réunis dans les mains de la même personne.

Le titre second détermine les formalités à accomplir pour être autorisé à fonder ou à diriger un établissement privé consacré aux aliénés, indique les conditions matérielles que devra présenter l'établissement, stipule l'obligation d'un cautionnement, énumère les mesures à prendre dans le cas de décès ou de cessation de service du chef d'un de ces établissements, impose à celui-ci la résidence dans l'établissement et prévoit les cas dans lesquels l'autorisation accordée pourra être retirée.

De toutes les prescriptions de cette ordonnance, il n'y en a guère qu'une seule qui ait donné lieu, depuis, à quelques objections, c'est celle qui permet la réunion des fonctions de directeur et de médecin des asiles publics. Nous aurons plus tard l'occasion de traiter cette question d'une manière toute spéciale.

Ainsi constituée, la nouvelle législation sur les aliénés entra dans la pratique et eut pour premier résultat de changer le régime de beaucoup des établissements qui existaient déjà, et de provoquer la création d'un certain nombre d'établissements nouveaux. Il arriva ainsi que, dans le cours de quelques années, le nombre des aliénés séquestrés, et surtout des aliénés indigents, augmenta considérablement, parce que chaque département étant obligé de les soigner et de les recueillir, un grand nombre de ceux qui étaient jusque-là abandonnés sans ressources et sans traitement trouvèrent un refuge dans les asiles.

Quelques questions douteuses, quelques difficultés se trouvèrent naturellement soulevées par l'application de cette loi nouvelle, mais la plupart furent relatives à son côté financier. Une série de circulaires du ministre de l'intérieur fixa à tous ces égards la jurisprudence administrative (1), et le service d'inspection générale, déjà organisé antérieurement, fut chargé de contrôler, par des tournées annuelles, la régulière application de la loi, et l'état moral et matériel des institutions. Il n'y eut d'abord qu'un inspecteur général, puis un second fut nommé et aujourd'hui il y en a trois.

Sous l'influence de tous ces moyens, le nouveau système s'organisa sur tous les points du pays et s'harmonisa peu à

(1) Voyez A. de Watteville, *Législation charitable*. Paris, 3 vol., 1843 à 1867.

peu. D'abord on avait laissé à chaque établissement le soin
d'élaborer son règlement intérieur, avec la seule obligation
de le soumettre à l'approbation du ministre (art. 7). Il vint
un moment où le service ayant pris, dans toutes ses parties, une homogénéité suffisante, il n'y eut plus qu'à y
mettre la dernière main en imposant un règlement uniforme à tous les asiles publics et aux asiles privés faisant
office d'asiles publics, c'est-à-dire recevant, en vertu d'un
traité, les aliénés d'un ou plusieurs départements (art. 1).
On le recommande en même temps à l'adoption des autres
asiles privés, en tant que les conditions locales le compor-
taient. Ce règlement, connu sous le nom de règlement du
20 mars 1857, fut le complément définitif de la loi du
30 juin 1838 et de l'ordonnance du 18 décembre 1839, et
acheva l'œuvre d'organisation du service des aliénés en
France.

En envoyant ce règlement aux préfets, le ministre de l'intérieur pouvait dire en toute justice : « Consacrée par dix-
» huit d'années d'expérience, cette œuvre est de celles dont
» l'administration française peut à bon droit s'honorer, et
» les législations étrangères y ont fait de nombreux em-
» prunts. »

Nous pourrions exposer ici, en abrégé, les résultats de
cette œuvre, les fruits de cette législation, et cela nous serait facile à faire avec l'aide des statistiques publiées par
les soins du ministre du commerce, de l'agriculture et des
travaux publics.

Mais l'analyse des deux volumes de cette statistique, publiés par M. Legoyt, exigerait de trop longs développements,
et nous préférons renvoyer à ces volumes eux-mêmes ou
au compte rendu qui en a été donné par MM. Brierre de
Boismont (1) et A. Mottet (2).

(1) Voyez *Annales d'hygiène et de médecine légale*, 1859, 2ᵉ série,
t. XI, p. 197.

(2) Voy. *Ann. d'hyg.*, 1867, 2ᵉ série, t. XXVII, p. 191.

Nous nous contenterons de faire remarquer que de 1840 à 1870, le nombre des admissions dans les asiles publics et privés de France s'est élevé à 270 000 au moins (1), ce qui prouve d'abord que la folie est une maladie qui existe bien, et que de plus elle est très-fréquente.

C'est donc dans 270 000 circonstances différentes que les formalités prescrites par la loi, pour le placement d'une personne, dans un asile, ont été accomplies. Certes, si ces formalités étaient de nature à faciliter les erreurs, les séquestrations sans motif, les attentats à la liberté individuelle, l'inconvénient aurait eu toute facilité à se produire, et sur un pareil nombre de placements il devrait y avoir une proportion notable de réclamations légitimes. Eh bien ! nous l'avons déjà dit, et nous aurons occasion de le redire, le nombre de ces réclamations a été presque nul, et il n'y a pas un seul cas où l'une d'elles ait été juridiquement reconnue comme fondée.

Si tant de personnes sont placées dans les asiles, est-ce donc que l'on est à la piste de toutes celles qui présentent quelque dérangement d'esprit, et que l'on s'empresse de les faire enfermer ?

On peut déjà se convaincre du contraire par la lecture des journaux où l'on trouve si fréquemment le récit d'accidents causés par des aliénés restés en liberté, bien que souvent ils fussent malades depuis longtemps ; mais les chiffres sont plus significatifs encore ; car nous voyons par le dénombrement de 1861 qu'à cette époque le nombre des aliénés placés dans les asiles était de 30 239, et que celui

---

(1) Les statistiques publiées donnent, comme nombre des
admissions, de 1840 à 1860 . . . . 174 485
En 1860 elles ont été de 10 785, et comme le chiffre
a continué à augmenter chaque année, on peut les
estimer, depuis 1860, à 11 000 par an en moyenne,
soit pour neuf ans à 99 000

Total.   273 485

des aliénés restés dans leurs familles était de 53 160, c'est-
à-dire presque double. Et l'écart doit même être plus
grand dans la réalité, puisque tous les aliénés séquestrés
sont forcément constatés et comptés dans le recensement,
tandis que beaucoup de ceux qui restent en liberté échappent, sans doute, à la constatation. En fait, ce que l'on
peut dire, c'est que beaucoup d'aliénés restent encore
abandonnés à eux-mêmes, alors que leur placement dans
un asile serait, pour la société, une mesure très-utile de sécurité, et pour eux-mêmes une garantie de bien-être et de
longévité. Les réclamations sur l'insuffisance des séquestrations seraient bien souvent fondées, tandis que celles sur
leur illégalité et leur arbitraire ne le sont pas.

En parlant des résultats de la loi du 30 juin 1838, nous
ne pouvons nous dispenser de dire un mot de l'amélioration
considérable apportée, par elle, dans le bien-être de toutes
les catégories d'aliénés, sur toute l'étendue du pays. Les
conditions déplorables que Pinel avait fait disparaître à
Paris, qu'Esquirol se plaignait d'avoir vu persister encore
dans tant d'hospices vingt-cinq ans plus tard, ont complète-
ment disparu depuis longtemps. Il n'y a plus un seul asile où
ces pratiques inhumaines soient restées en usage; plus un
seul où les conditions de la nourriture, de l'habitation, du
vêtement ne répondent, pour la totalité des aliénés séquestrés, aux premières exigences de l'hygiène et de la salubrité.

Peut-être même a-t-on dépassé, en quelques endroits, ce
que l'on était en droit de désirer ; certaines constructions
trop coûteuses, quelques édifices trop somptueux à certains
égards ont été, croyons-nous, plus nuisibles qu'utiles à l'a-
mélioration du sort des aliénés indigents en général, parce
que l'étendue des sacrifices, que certains départements ont
eu à supporter, a pu en effrayer d'autres, et retarder la re-
construction d'un asile défectueux ou la fondation d'un asile
nouveau.

Aussi y a-t-il encore quelques établissements dont les bâtiments laissent à désirer; quelques-uns des 100 et quelques asiles, existant aujourd'hui, réclament d'importants perfectionnements; mais là même, l'humanité et l'hygiène ont pénétré, et les progrès déjà accomplis répondent de ceux qui sont encore à faire.

C'est donc une rénovation complète qui, en l'espace d'un demi-siècle, a été réalisée dans les conditions d'existence d'une classe d'individus dont le nombre s'élève aujourd'hui à plus de 30 000, et qui doivent d'autant plus inspirer le respect et l'intérêt, que, privés de leur raison et incapables de veiller eux-mêmes à leur bien-être et à leur subsistance, c'est uniquement sur les secours étrangers que doit compter leur triste infortune. Cette grande œuvre a été accomplie grâce aux médecins qui en ont pris l'initiative ; au législateur qui en a réglé les conditions; à l'administration qui en a assuré la pratique. Elle constitue toute une révolution, réalisée dans une sphère restreinte il est vrai mais dont personne cependant ne saurait méconnaître la grandeur, et elle a eu le rare privilége de profiter à beaucoup et de ne nuire à personne.

Ne semblerait-il pas qu'il devrait n'y avoir que des éloges pour tous ceux dont les efforts combinés ont produit un aussi heureux résultat, et qui continuent à poursuivre des perfectionnements successifs? C'est cette œuvre cependant qui depuis quelques années est l'objet de tant d'hostilité, d'attaques si violentes.

Voyons la nature de ces accusations et tâchons de bien en déterminer la valeur.

DEUXIÈME PARTIE.

I

Les adversaires de la loi. — Les journalistes et les pétitionnaires au
Sénat. — Les défenseurs. — Le corps des médecins aliénistes, —
M. Suin. — M. Tanon. — Stephan Senbert.

Les accusations contre la loi du 30 juin 1838 se sont produites, surtout dans la presse quotidienne, et sous forme de
pétitions au Sénat.

Depuis quelques années, les articles de journaux publiés
sur cette question sont presque innombrables; mais le
nombre d'idées qu'ils contiennent est très-limité. C'est
toujours le même côté de la loi qui est le point de mire des
attaques, tandis qu'elle en présente plusieurs autres, tout
aussi intéressants à étudier, tout aussi importants à soumettre à l'épreuve d'une discussion approfondie, et dont
personne, pour ainsi dire, n'a jugé à propos de s'occuper.
Aussi est-il permis de se demander si la plupart de ces re-
dresseurs de torts n'ont pas trouvé plus commode de se
copier les uns les autres, que de se donner la peine d'étudier par eux-mêmes la législation qu'ils avaient la prétention de faire réformer.

On peut se demander également si le principal mobile de
leurs attaques a bien été l'élan d'un vif intérêt pour la cause
des malheureux malades, dont ils ont prouvé qu'ils con-
naissaient si peu l'affection et le sort, ou s'ils ne tenaient

pas, plutôt, à profiter d'une facilité qui leur était laissée d'attaquer systématiquement l'administration, à une époque où la presse était tenue à ne traiter les questions exclusivement politiques qu'avec beaucoup de réserve ; si, en d'autres termes, le but de tous ces articles n'était pas de faire de l'opposition plutôt que de la philanthropie, et d'accuser le gouvernement plus encore que de défendre les aliénés.

C'est du moins ce que pourrait porter à croire l'alliance, sur un même terrain, des journaux ultra-religieux et ultra-libéraux, ordinairement séparés par un abîme ; l'égal entêtement avec lequel les uns et les autres, on peut le dire, se sont obstinés à refuser tout examen impartial, à repousser tout éclaircissement sincère ; enfin, l'unanimité avec laquelle tous ont renoncé à s'occuper des aliénés, depuis qu'ils peuvent s'en prendre directement aux affaires de l'État.

Mais le mobile ne fait rien à l'affaire ; les accusations se sont produites, et il est de notre devoir d'en examiner la portée.

Les pétitions au Sénat ont un tout autre caractère, celui d'une préoccupation avant tout personnelle. Ce cachet de personnalité est évident dans le plus grand nombre, car c'est leur propre cas que les pétitionnaires viennent exposer à la haute assemblée, demandant justice pour eux-mêmes. Qu'ils soient encore placés dans un asile, ou qu'ils y aient été antérieurement traités, ils prétendent tous que c'est à tort qu'on les a taxés de folie, sans avoir conscience que plus d'une fois leur pétition elle-même témoigne du désordre de leur esprit. Nous ne nous arrêterons à aucune de ces pétitions, car nous devons nous occuper d'une question générale et non pas de cas individuels ; et du reste, le médecin aliéniste a l'habitude de taire, mieux que les malades ou les parents ne le font souvent eux-mêmes, les noms de ceux qui ont le malheur d'être frappés dans leur raison. Si ceux-ci ont confié leur secret au Sénat, ce n'est pas un motif suffisant pour que nous le répétions au public. Toutes les pétitions de cette catégorie ont du reste été repoussées par l'ordre du jour ou la question préalable.

Quelques pétitionnaires, au contraire, loin de réclamer sur des faits particuliers, affectent de n'élever la voix qu'au nom des intérêts généraux. Il est cependant bien permis de les soupçonner d'obéir à une impulsion personnelle.

L'un, par exemple, tout en disant que «son observation ne lui a pas prouvé qu'il y ait des réclusions illégales », et en montrant qu'il connaît bien certains côtés de la question, laisse comprendre que, dans l'asile où il a été quelque temps attaché comme élève interne, il n'a pas su faire bon ménage avec le directeur-médecin, son chef direct, et que c'est contre lui surtout qu'il dirige ses attaques (Michaud, 16 avril 1865).

Une femme, après avoir occupé un poste des plus subalternes dans un asile départemental, a bien pu dire : «Voyant » qu'on refusait de m'entendre ou de me croire, j'ai dé- » claré que je sortirais de l'asile pour faire connaître la vé- » rité à qui voudrait l'entendre; c'est dans ces conditions, » c'est dans ce but que je l'ai quitté, et c'est à vous, mes- » sieurs les sénateurs, que je viens dire la vérité. » Elle a fait plus, elle a réclamé en faveur des aliénés une nouvelle Loi-Grammont, ce qui a valu à l'humble infirmière un concert d'éloges enthousiastes du *Journal des Villes et des Campagnes* et du *Siècle*, étonnés d'être une fois d'accord. Mais elle n'a rien répondu au journal *la Nation*, qui, après avoir fait un abrégé de sa biographie, ajoutait : « Elle obtint la place d'infirmière dans l'asile de Châlons- » sur-Marne, et là se ligua saintement avec l'aumônier » contre le directeur, le dénonça, provoqua une enquête, à » la suite de laquelle elle fut congédiée, sur le rapport des » inspecteurs, et sa révocation inscrite aux registres (1). »

(1) Voyez la *Nation*, n° du 22 octobre 1864.

Et comment eût-elle pu répondre, puisque tout cela était rigoureusement exact?

Un dernier pétitionnaire, un médecin malheureusement, le docteur Léopold Turck, a bien pu accuser Pinel d'avoir manqué de jugement; appeler les asiles d'affreuses prisons, auxquelles quarante mille de nos semblables sont condamnés à vie; qualifier les médecins aliénistes d'aveugles, qui, en plein midi, nient le soleil; mais en même temps il a fait savoir que seul il avait pénétré le secret de la nature réelle de la folie, que seul, surtout, il connaissait le vrai moyen de la guérir, à son domicile.

Nous avions, on le voit, le droit de dire que toutes les pétitions présentaient un certain caractère personnel, qui a bien pu nuire à leur parfaite impartialité; mais, nous le répétons, ce n'est pas au mobile qui a dicté ces plaintes, qu'il faut attacher de l'importance.

Ce n'est pas non plus à leur forme, sans quoi nous aurions trop à nous plaindre nous-mêmes. Nous venons de dire comment M. le docteur Léopold Turck traite les asiles d'aliénés et ceux de ses confrères qui se consacrent au traitement des maladies mentales. Il n'a pas seul le privilége de ces aménités : différents organes de la presse ont paru croire qu'ils donnaient beaucoup de valeur à leurs attaques en désignant les asiles sous le nom de Bastilles; en appelant les certificats des lettres de cachet; en qualifiant les médecins aliénistes de geôliers ou de bourreaux; en représentant nos malades comme quarante mille prévenus condamnés à perpétuité, sans jugement, ni sans aucun moyen de recours. Sans doute, si la violence dans les termes suffisait à rendre une cause bonne, celle-ci devrait être excellente; mais, encore une fois, ce n'est là qu'un côté secondaire du débat, et qui ne change rien au fond même de la discussion. C'est sur ce fond seul que nous devons faire porter notre examen et notre réfutation, s'il y a lieu.

En réalité, les accusations dirigées contre la loi du 30 juin 1838 portent presque uniquement sur un seul point : sur le prétendu défaut de garanties données à la liberté individuelle. On trouve celle-ci menacée parce qu'il est trop facile de faire entrer quelqu'un dans un établissement d'aliénés, et parce que, lorsqu'on y est, il est trop difficile d'en sortir.

De ce qu'un parent ou un ami, après s'être fait dûment connaître et avoir rédigé une demande, peut faire admettre, dans une maison où l'on traite la folie, un malade qui, d'après la déclaration d'un médecin, est atteint de cette maladie, on semble croire qu'il dépend du premier venu de faire disparaître qui bon lui semble, et qu'il suffira qu'un citoyen ait quelque désir de se débarrasser d'un autre citoyen, pour qu'immédiatement il puisse l'enfermer pour le reste de ses jours, dans une maison de fous ; et afin de rendre cette prétention moins invraisemblable, on ajoute que, du reste, la folie qui, dans le principe, n'était que supposée, ne tardera pas à devenir réelle, parce qu'il suffit d'un séjour de quelques jours, voire même de quelques heures avec des aliénés, pour troubler à jamais une raison qui jusque-là avait été parfaitement saine. Voilà pour tous les adversaires le principal, et pour quelques-uns le seul danger de la loi. Cette croyance à la possibilité des séquestrations arbitraires paraît même poussée si loin, chez certains journalistes, que l'un de ceux qui leur ont répondu avec le plus d'esprit, Stephan Senbert, n'a pas hésité à leur dire que, bien sûr, s'ils se récriaient si fort, c'est qu'ils s'attendaient à être eux-mêmes séquestrés de la sorte.

Comme griefs secondaires, on a prétendu qu'une fois enfermés, à tort ou à raison, les aliénés sont victimes de l'arbitraire du médecin ; que l'indiscrétion de celui-ci va jusqu'à lire leurs lettres ; que les asiles ne sont que des fabriques d'incurables n'offrant aucune des conditions pro-

pres au traitement des maladies mentales; enfin, le docteur
Léop. Turck, à l'appui de sa prétention, que tous les aliénés
peuvent être guéris par son système, n'a pas craint d'affirmer
que la folie ne compromettait jamais l'existence, et que tous
les individus qui mouraient dans les asiles étaient tués par les
médecins ou par l'établissement. En présence d'une pareille
assertion, faut-il penser que ce confrère ignore qu'une forme
de folie qui est des plus fréquentes, et qui, pour ne prendre
qu'un exemple, frappe près de la moitié des hommes admis à
la maison de Charenton, la folie paralytique, pour l'appeler
par son nom, tient à une altération organique du cerveau,
généralement reconnue comme incurable, et comme entraînant fatalement la mort en quelques années? ou bien faut-
il croire que, connaissant ce fait, qui est d'une notoriété
universellement reconnue, il a omis d'en tenir compte?

Si la plupart des accusateurs se sont bornés à attaquer ce
qui est, il en est quelques-uns qui, plus consciencieux, ont
prétendu dire ce qu'il faut mettre à la place. Les uns de-
mandent simplement que l'autorité judiciaire intervienne
lors du placement; ceux-là sont les plus modérés, et si
nous pensons que les procédés qu'ils proposent ne sont
pas acceptables, nous ne prétendons pas qu'il n'y ait, dans
cet ordre d'idées, certaines mesures susceptibles d'être in-
troduites dans la pratique, non pas à titre de réforme de la
loi actuelle, mais comme développement et perfectionnement de cette loi. D'autres voudraient que l'on ne pût placer dans un établissement que les malades préalablement
interdits; mais ils semblent l'ignorer, c'est ce que prescri-
vait la législation antérieure à 1838, et c'est précisément
parce que l'expérience avait démontré combien ce système
était défectueux, et même impraticable, qu'une nouvelle loi
était alors réclamée de toutes parts.

Plusieurs ont demandé que les tribunaux fussent appelés
à ordonner, par jugement, le placement d'un malade dans

un asile, comme ils condamnent un coupable à l'amende ou à la prison.

On a été encore plus loin : on a voulu faire prendre cette décision par un jury choisi parmi les voisins et amis, et nous ne serions pas étonnés que quelqu'un ait eu l'idée de la soumettre au suffrage universel.

En tout cas, nous savons parfaitement que le *Siècle* a demandé, entre autres choses, que « le jugement à prononcer » sur l'état mental des habitants d'un asile et sur tous leurs » besoins, soit confié, sous la surveillance et la direction de » la magistrature, à plusieurs personnes composant une » sorte de jury, et notamment à celles qui, se trouvant en » contact permanent avec les malades d'esprit, peuvent » exercer un contrôle efficace sur tout ce qui concerne leur » situation » (1); c'est-à-dire que, pour le traitement des malades, l'avis des infirmiers et gens de service aurait exactement le même poids que celui des médecins, et que ce serait un verdict, rendu sous la présidence d'un magistrat, qui réglerait l'administration des bains et des tisanes.

Voilà ce qui, pour le *Siècle*, serait se rapprocher de la perfection relative; quant à la perfection absolue, ce serait de faire en France comme on fait en Orient, où, dit-il, « les » asiles d'aliénés sont inconnus. Les fous y sont en pleine » liberté, jamais la folie ne devient dangereuse, précisé- » ment parce qu'on est bon et indulgent pour eux (2). »

On s'étonne que des écrivains d'un talent incontestable aient pu concevoir de pareilles théories; on s'en étonne d'autant plus que, si quelque malheur de ce genre vient frapper près d'eux, et s'ils se trouvent eux-mêmes aux prises avec les cruelles difficultés qu'entraîne fatalement la folie de l'un des membres d'une famille, ils sont les premiers à re-

(1) Voy. le *Siècle*, n° du 30 septembre 1864.
(2) *Ibidem*.

courir aux institutions organisées en vertu de la loi, et à invoquer les prescriptions tutélaires de cette législation.

C'est que c'est là, en effet, le point vulnérable de toutes ces attaques. En traitant les questions relatives à la folie, on s'oublie au point de faire abstraction de ce qui les domine toutes, c'est-à-dire de l'existence même de la folie. Ainsi que l'a dit très-bien le docteur A. Motet au congrès de Lyon : « Ne raisonnons pas, à propos des aliénés, comme si l'on » avait affaire à des êtres sains d'esprit. C'est là l'erreur » dans laquelle sont tombés quelques écrivains de nos » jours (1). »

Il est sans doute très-facile, lorsque l'on fait de la philosophie platonique dans le recueillement de son cabinet, de considérer la folie comme un simple trouble intellectuel, auquel il n'y a qu'à opposer des discours paisibles et des raisonnements affectueux. Mais les faits ne ressemblent guères à cette vue de l'esprit. Ceux qui ont eu le malheur de passer par ces épreuves ne le savent que trop ; car alors surgissent des difficultés de tous les genres, des angoisses de tous les instants. Le malheureux mélancolique est tourmenté du désir de se suicider ; le maniaque furieux brise et déchire tout ce qui tombe sous sa main ; l'halluciné est prêt à tuer ses semblables, parfaitement convaincu que son bras est suffisamment armé par le droit de légitime défense ; l'aliéné paralytique enfin peut, réunissant en lui seul le délire du mélancolique, du maniaque et de l'halluciné, commettre presque en même temps tous les actes que nous venons d'énumérer ; ou bien, chose peut-être plus grave, il peut, alors qu'il conserve encore à certains égards les apparences de la raison, dissiper en quelques instants

(1) Motet, *De la possibilité et de la convenance de faire sortir certaines catégories d'aliénés des asiles spéciaux* (*Congrès médical de France.* 2ᵉ session, tenue à Lyon. Paris, 1865, p. 614).

sa fortune et celle de tous les siens, ou compromettre à jamais l'honneur de son nom par la rapidité avec laquelle il se livre aux spéculations les plus ruineuses, aux démarches les plus insensées.

Oh ! alors, la folie n'est plus une abstraction philosophique, mais un danger menaçant; l'asile n'est plus une Bastille, mais un refuge tutélaire; le médecin n'est plus un bourreau, mais un savant et un sauveur.

Alors on sent la nécessité d'isoler le malade.

« Quant à l'atteinte portée à la liberté individuelle par
» l'exercice de ce droit d'isoler, on n'attente pas à la liberté
» de celui qui est devenu l'esclave du délire. L'insensé n'a
» plus son libre arbitre, il n'a plus le contrôle de lui-même,
» ni la responsabilité de ses actes. Liberté et responsabilité
» sont deux choses corrélatives; on ne doit plus avoir la
» liberté de ses actions quand on n'en a plus la responsabi-
» lité (1). »

Et quand la nécessité d'une mesure héroïque pèse sur une famille d'une manière aussi impérieuse, venir lui proposer d'attendre d'abord que l'on ait prononcé l'interdiction, ou bien que le tribunal ait rendu un jugement qui ordonne le placement, ou bien que l'on ait eu recours, pour arriver au même but, à un jury, quel qu'il soit, c'est méconnaître à la fois et les exigences du traitement du malade, et celles de la sécurité de tout son entourage. Non, évidemment, ce n'est pas à ces mesures que, dans un pareil moment, il faut recourir pour protéger la liberté individuelle; ce malade est trop dangereux là où il est, pour qu'on ne l'en éloigne pas de suite, et cette famille est trop cruellement frappée pour qu'on aggrave encore son malheur en le livrant à la publicité d'une audience.

Voilà ce que les spéculations théoriques ne prévoient pas,

(1) Rapport de M. Suin, p. 32.

mais ce que la pratique enseigne chaque jour; voilà ce que
les publicistes n'ont pas deviné dans leur bureau, mais ce
qu'ils n'auraient pas tardé à savoir, s'ils avaient voulu,
comme on les y a maintes fois invités, se mettre en contact
avec les malades, pénétrer dans les asiles, se rendre compte
par eux-mêmes de ce qui y amène et de ce qui s'y fait. Voilà
ce qu'à défaut d'études personnelles ils auraient encore pu
apprendre en lisant et méditant les œuvres des médecins
aliénistes les plus autorisés.

Les moyens d'enseignement ne leur auraient pas manqué. Ils les auraient trouvés d'abord dans les traités théoriques sur les maladies mentales de Pinel, Esquirol, Ferrus,
Morel, Marcé, Dagonet; ils les auraient trouvés surtout, plus
spécialement préparés pour la circonstance, dans les nombreuses publications écrites depuis quelques années, par les
médecins, pour répondre aux attaques dont ils ont été l'objet. Car, si certains journaux ont reproché à la médecine
mentale de ne pas répondre, ils ont par là montré une fois
de plus qu'ils étaient très-peu au courant de la question
dont ils s'occupaient. Aussi auraient-ils beaucoup gagné
à tenir compte de l'excellent article publié (exemple unique) par le docteur Montanier, dans l'un des journaux
mêmes qui se faisaient le plus remarquer par ses attaques (1).
Nous n'essayerons pas de donner ici le compte rendu de
tous ces travaux inspirés par le même esprit de justice et de
légitime revendication; nous ne pourrions, en le faisant,
éviter de fréquentes redites sur les points essentiels où tous
les hommes pratiques sont d'accord, et l'analyse, même succincte, de chacun d'eux nous entraînerait beaucoup trop loin.
Mais nous devons au moins faire connaître les auteurs et les
titres principaux. Nous citerons donc, en y renvoyant ceux
de nos lecteurs qui voudraient approfondir cette étude,

(1) Montanier, *Opinion nationale* du 24 mars 1866.

MM. U. Trélat (1), Berthier (2), Casimir Pinel (3), Rousselin (4), Legrand du Saulle (5), Petit (6), Dagonet (7), A. Motet, Brunet, Arthaut, Carrier, dans leurs communications au congrès de Lyon (1864); Salet, congrès de Bordeaux (1865); J. Falret, Lunier, Brierre de Boismont, Parchappe, dans la discussion sur les divers modes de l'assistance publique applicable aux aliénés (8); Henry Bonnet (9), A. Motet (10), Linas (11), L. F. E. Renaudin, Dumesnil (12), notamment dans leurs analyses des travaux allemands et anglais; Delasiauve (13), Auzouy, A. Pain (14).

A côté de ces noms, appartenant tous à des hommes initiés à la pratique des asiles d'aliénés, et rompus à la connaissance des maladies mentales, nous devons encore faire figurer, un peu malgré lui peut-être, celui du docteur Thulié (15). En effet, bien que cet honorable confrère ait mis une certaine emphase à déclarer qu'il se rangeait parmi

(1) Trélat, *La folie suicide*. Paris, 1861.

(2) Berthier, *Erreurs et préjugés relatifs à la folie*. Bourg en Bresse, 1863.

(3) C. Pinel, *Quelques mots sur les asiles d'aliénés et la loi de 1838*. Paris, 1864.

(4) Rousselin, *De l'utilité de la séquestration au début des maladies mentales* (*Annales médico-psychologiques*, 1865).

(5) Legrand du Saulle, *La folie devant les tribunaux*. Paris, 1864.

(6) Petit, *Examen de la loi du 30 juin 1838 sur les aliénés*. Paris, 1865.

(7) Dagonet, *Asiles d'aliénés, loi sur les aliénés* (*Annales médico-psychologiques*. Paris, 1865).

(8) Parchappe, *Annales médico-psychologiques*, 1865-1866.

(9) Henry Bonnet, *L'aliéné devant lui-même, la société, etc.* Paris, 1866.

(10) Motet, *Les aliénés devant la loi*. Paris, 1865.

(11) Linas, *Aliénés (Médecine légale des)* in *Dictionnaire encyclopédique des sciences médicales*, 1865, t. III, p. 118.

(12) *Annales médico-psychologiques*, Passim.

(13) Delasiauve, *Journal de médecine mentale*. paris, 1861-1869.

(14) A. Pain, *Des divers modes de l'assistance publique appliquée aux aliénés* (*Ann. d'hyg.*, 1865, 2e série, t. XXIV, p. 69).

(15) Thulié, *La folie et la loi*. Paris, 1866.

les adversaires de la loi ; bien que, dans la seconde partie de son livre, il se soit vivement associé à quelques-unes des objections qui se sont produites lors de la discussion de cette loi devant les chambres; bien que, dans la troisième il ait proposé un projet de réforme, moins praticable encore que la plupart de ceux qui ont été mis en avant, il n'en est pas moins vrai que, par la première partie de ce livre, celle qui sous le titre : *Les aliénés*, fait une peinture si animée des symptômes de la folie et des principales indications de son traitement, il s'est rangé au premier rang parmi les médecins qui ont le mieux démontré la nécessité de l'isolement des aliénés dans les asiles, et les catastrophes qui peuvent résulter du retard apporté à cette mesure.

Enfin, si l'on ne veut pas se laisser persuader par les médecins, sous prétexte qu'ils sont juges et partie dans la même cause, si l'on a plus de confiance dans l'œuvre d'un jurisconsulte éminent et d'un homme complétement libre de toute opinion préconçue, que l'on s'en rapporte à M. Suin, qui dans le remarquable rapport présenté au Sénat le 2 juillet 1867, n'a laissé aucun côté de la question sans examen, aucune objection sans réponse.

M. Suin, tout en exonérant la loi des attaques injustes dont elle a été l'objet, a cependant donné à entendre qu'elle était susceptible de certains perfectionnements, destinés non pas à la modifier, mais à en assurer l'exécution, notamment en astreignant tous les fonctionnaires, chargés par l'art. 4 de visiter les asiles, à s'acquitter de cette mission, et en soumettant toute demande de placement volontaire à l'examen préalable du juge de paix ; mais à part cette légère restriction, il a pleinement approuvé tout ce qui a été fait jusqu'ici, et rendu toute justice à une loi « pure dans l'intention qui l'a inspirée, bonne dans ses principes, sage dans ses dispositions ».

Nous devons citer encore un travail très-recommandable,

publié par M. Tanon, avocat (1). Sur presque tous les points traités par M. Suin, M. Tanon se trouve d'accord avec lui, sauf une légère variante consistant à demander l'intervention du président au lieu de celle du juge de paix, lors des placements volontaires. Mais ce travail présente, en outre, une partie originale, qui mérite de fixer l'attention d'une manière toute particulière: c'est celle où, quittant l'ornière des vaines récriminations sur le prétendu danger couru par la liberté individuelle, il aborde un sujet entièrement laissé de côté jusqu'à lui, l'étude des dispositions qui régissent les biens des aliénés.

C'est là, en effet, qu'on aurait pu trouver dans la loi, nous le prouverons plus tard, des lacunes et des défectuosités; mais c'est là ce que l'on ne s'était pas donné la peine d'étudier, car nous ne pouvons considérer comme une étude sérieuse l'article d'un journaliste nous faisant le tableau de fantaisie d'un homme enfermé par suite de la connivence coupable d'un médecin, quoique sain d'esprit; condamné à une détention indéfinie, sans enquête, sans défense, sans intervention de la magistrature, sans conseil de famille, et ne craignant pas d'ajouter : « Voilà une succession immédiatement ouverte au profit de la cupidité (2) » ; comme si jamais l'entrée d'un malade dans un asile faisait ouvrir sa succession.

Les médecins et directeurs d'asiles, car il faut toujours les citer en première ligne quand il s'agit de sollicitude pour les aliénés, savaient bien, depuis longtemps, que les moyens de protection institués par la loi ne suffisaient pas toujours à la défense de leurs intérêts. Différents auteurs de droit avaient bien fait ressortir les dangers auxquels ces intérêts peuvent être exposés, et avaient montré que plusieurs des craintes exprimées devant la chambre des pairs par le pre-

____

(1) Tanon, *Etude critique de la loi du 30 juin 1838* (*Revue pratique du droit français*, 1868).

(2) Le *Monde*, 27 août 1865.

mier président Portalis, n'étaient que trop fondées ; mais les choses n'en étaient pas moins restées dans le même état. Exprimant les mêmes scrupules, M. l'avocat général Brière-Valigny disait dans un discours de rentrée (1) : « La fortune » de l'aliéné et sa capacité civile sont-elles suffisamment » garanties ? L'administrateur provisoire de ses biens n'est » pas astreint, comme le tuteur, à des règles fixes et salu- » taires. Il n'a ni les mêmes pouvoirs, ni la même respon- » sabilité ; il a dans les mains le mobilier, les capitaux, il » touche les revenus. A qui rend-il ses comptes ? » C'est ce thème que M. Tanon s'est appliqué à développer, et il nous paraît avoir parfaitement réussi à montrer qu'avec de très-bonnes intentions, le législateur de 1838 n'a pas toujours réussi, de la manière la plus complète, à atteindre le but qu'il se proposait.

A la dernière réunion des sociétés savantes à la Sorbonne, M. Huc, professeur à la faculté de droit de Toulouse, a parlé dans le même sens, et si nous sommes loin de partager ses inquiétudes en ce qui concerne les prétendus dangers de séquestration arbitraire, nous croyons, comme lui, qu'il reste quelque chose à faire pour défendre les intérêts ma-tériels des aliénés placés dans les asiles (2).

Enfin, pour clore la liste des travaux relatifs à cette ques-tion, nous devons mentionner de la manière la plus favo-rable une brochure toute récente, publiée sous le pseudo-nyme de Stéphan Senhert (3), par un administrateur des plus compétents et des plus initiés à la question. Dans ce travail, l'auteur s'est chargé de mettre hors de contestation la nécessité de la loi, les garanties qu'elle donne à la liberté individuelle, les précautions avec lesquelles elle est appli-quée. A côté de cette approbation si complète pour nos ins-

(1) *Le Moniteur universel,* 4 novembre 1867.
(2) Huc, *Des aliénés et de leur capacité civile.* Paris, 1869.
(3) Stéphan Senhert, *Les aliénés, lettre à un député.* Paris, 1869.

titutions, il propose cependant un nouveau mode de surveillance ; mais sous ce rapport il ne nous paraît pas aussi
heureux. Son travail n'en est pas moins un des plus instructifs
sur la question, et l'un de ceux dont le style vif et atta-
chant captive le plus l'attention.

Après tant d'auteurs qui ont pris la défense de la loi du
30 juin 1838, notre voix n'aura sans doute que bien peu
d'autorité. Cependant il nous semble qu'il peut y avoir
encore des choses utiles à dire, surtout en ce qui concerne
son application pratique. C'est en nous mettant à ce point
de vue que nous chercherons à notre tour à apprécier la
valeur des garanties dont est entourée la liberté individuelle, et à discuter les principaux reproches faits à notre
législation.

II

La loi en action. — Garanties données à la liberté individuelle. — Responsabilité de la famille, des médecins, du préfet, de l'autorité judiciaire. — Insuffisance de cette dernière. — De la non-contagion de la
folie dans les asiles. — Des sorties ordonnées par le tribunal. — De
la surveillance exercée sur la correspondance des malades.

Nous allons suivre la loi elle-même dans son application
en cherchant à saisir, s'il est possible, les abus sur le fait.
Pour cela nous devons remonter au point de départ du système en vigueur, c'est-à-dire au premier rapport de M. Vivien (18 mars 1837), et aux discours prononcés par lui pour
soutenir devant la Chambre des députés ce rapport et le
projet de la commission (1).

Ce projet se séparait de celui qui avait été primitivement
présenté par le gouvernement, sur un point capital, celui
qui a toujours été le plus contesté, sur les formalités exigées pour le placement volontaire d'un aliéné dans un asile.

(1) *Moniteur*, 5 au 9 avril 1837.

D'après le premier projet de loi, la famille qui faisait une demande de placement devait obtenir d'abord une autorisation du préfet. Le contre-projet de la commission, au contraire, supprimait la nécessité de cette autorisation préalable; la demande de la famille suffisait à elle seule, mais le placement était aussitôt porté à la connaissance du préfet, qui en faisait constater l'opportunité par un médecin de son choix, dans un délai de trois jours, et qui la notifiait au procureur impérial, afin que celui-ci pût de son côté prendre telles mesures de surveillance et de contrôle qu'il l'entendait.

Cette modification avait pour but, d'abord de faciliter le traitement du malade, ensuite de laisser à la famille toute la responsabilité de la mesure prise, au lieu de la faire passer sur l'administration, qui, l'autorisation du placement une fois donnée, aurait eu à en supporter tout le poids.

C'est ce dernier système, on le sait, qui fut adopté, et c'est lui qui a toujours fonctionné depuis. Pour en bien faire saisir l'esprit, nous ne pouvons mieux faire que de citer quelques paroles de M. Vivien : « Nous n'avons pas voulu, » dit-il, faire une loi judiciaire, une loi de procédure, de » chicane; nous n'avons pas voulu imposer de formalités » désastreuses, onéreuses, contraires aux vues que nous » proposions. Nous avons considéré d'abord l'intérêt du » malade, parce que c'est dans cet intérêt que la loi est » faite. C'est dans cette pensée qu'ont été rédigées toutes » les propositions que nous avons eu l'honneur de vous sou- » mettre. Nous n'avons pas négligé la liberté individuelle, » nous avons fait tout pour qu'elle ne puisse pas être com- » promise en pareille circonstance; mais nous n'avons pas » voulu, par une exagération qu'on eût pu, à bon droit, nous » reprocher, donner à la loi un caractère qui aurait fait » qu'au lieu d'être favorable aux aliénés, elle eût tourné » contre eux. »

Et ailleurs, pour résumer de la manière la plus concise, et la plus expressive en même temps, les précautions dont sont entourés les placements volontaires, il dit : « Ainsi, avant l'admission, responsabilité de ceux qui de-
» mandent le placement du malade, du médecin qui atteste
» sa maladie, du chef d'établissement qui reçoit; après l'ad-
» mission, responsabilité du médecin qui fait une visite, du
» préfet et du procureur du roi qui ne forment aucune oppo-
» sition : telles sont les garanties que nous établissons. »

Voilà tout le système, et l'on voit que le nombre des collaborateurs, et s'il y a crime, des complices, est loin d'être restreint. Peut-on supposer que tant d'individus, séparés par leurs tendances, leurs positions, leurs intérêts, vont combiner leurs efforts dans le but coupable de faire passer pour folle une personne saine d'esprit? Évidemment cette hypothèse est inadmissible, et en théorie du moins, l'intervention de tant d'hommes différents doit mettre obstacle à toute fraude et à toute surprise. Voyons si la pratique est conforme à la théorie, et étudions l'action séparée de tous les rouages énumérés plus haut.

La famille doit prendre l'initiative, et, il faut le dire bien haut, en le regrettant pour beaucoup de cas, elle ne le fait, d'ordinaire, qu'à la dernière extrémité. Quand un pareil malheur la frappe, elle commence par ne pas croire à sa réalité ; puis, quand la maladie est évidente, elle se flatte qu'elle sera courte, sans caractère dangereux, qu'on pourra soigner le malade chez lui. Les symptômes s'aggravent, les difficultés les plus sérieuses s'accumulent ; on n'a plus aucune action sur le malade, on manque de tout pour le soigner ; l'idée du placement dans une maison de santé, que l'on avait d'abord rejetée, se présente comme la meilleure ressource ; bientôt elle est une nécessité, et l'on finit par s'y résoudre. Il faut bien alors que l'on puisse agir promptement et sans trop d'entraves.

Mais tout le monde n'est pas assez heureux pour vivre au

sein de sa famille; bien des personnes vivent seules, ou sont employées dans des administrations, dans des maisons de commerce, dans des entreprises de toutes sortes, loin des leurs; d'autres ne possèdent plus de parents rapprochés. Qu'elles soient frappées d'un accès d'aliénation, leur isolement dans la vie entraînera-t-il pour elles l'absence de tout soin, de toute sécurité? Non; et c'est pour cela que la loi admet qu'un parent éloigné, un ami, une simple connaissance, pourront remplir à leur égard le rôle de la famille. Cependant nous ne pouvons faire abstraction des mauvais côtés de la nature humaine; une idée coupable peut naître; une famille dénaturée peut, dans un but de convoitise, de cruauté ou de vengeance, concevoir le projet de se débarrasser d'un de ses membres, en le faisant passer pour fou. Nous ne nions pas la possibilité du projet, mais nous verrons bientôt quelles seront les facilités et les obstacles qu'en rencontrera l'accomplissement.

Le médecin qui donne le certificat est le plus souvent celui de la famille. Plus éclairé que les parents, il aura reconnu de plus loin le caractère de la maladie; il en aura prévu les exigences; ce sera en parfaite connaissance de cause qu'il en certifiera la nature, qu'il en décrira les principales particularités, qu'il affirmera la nécessité du placement dans un asile. Il n'agira pas légèrement, car il sait de quelle gravité est la mesure qui va priver un homme de sa liberté, et à un autre point de vue, il sait aussi que son diagnostic va être soumis au contrôle de plusieurs confrères, plus exercés que lui dans cette spécialité; mais il a un devoir à accomplir et il l'accomplit. Qu'au lieu d'être en face d'un véritable aliéné, il soit consulté par les auteurs du projet coupable que nous avons supposé; ceux-ci n'auront le choix qu'entre deux partis, le tromper ou l'acheter. Mais pense-t-on que la crédulité des médecins soit telle qu'il soit bien facile de leur faire admettre l'existence d'une maladie qui ne se manifesterait pas? croit-on qu'ils ne tiennent pas à constater par eux-mêmes les symptômes dont on leur aura fait le récit? que l'obscurité des manifestations ne redoublera pas leur prudence? que, si le doute est né dans leur esprit, avant de prendre une détermination aussi grave que de certifier l'état de folie d'un citoyen libre jusque-là, ils ne voudront pas recourir à l'avis de quelque confrère sur l'autorité duquel ils pourront se reposer? Reconnaissons-le donc, tromper un médecin en pareil cas sera très-difficile, et l'on en trouvera plus qui hésiteront à certifier une maladie bien réelle, qu'il n'y en aura de disposés à délivrer un certificat, sans être parfaitement convaincus de l'existence de la maladie. Reste un moyen, celui d'acheter le médecin. Personne ne nous contredira, si nous affirmons que l'honorabilité reconnue du corps médical, pris dans son ensemble, réduit à de bien rares exceptions ceux de ses membres auprès desquels une pareille tentative de corruption pourrait avoir quelque accès. Mais ces exceptions peuvent exister; il se trouve des coupables dans tous les rangs de la société, des lâches dans toutes les armées, et le docteur Thulié a eu soin de nous rappeler que, pour un crime plus grave encore, pour l'empoisonnement, le corps médical avait fourni Castaing et La Pommeraye en France, Palmer en Angleterre. Soit; mais du moins ils agissaient pour leur propre compte, et l'on n'a pas l'habitude de rencontrer, que nous sachions, des médecins empoisonneurs à gages. Admettons cependant qu'à prix d'argent, le parent coupable que nous supposons obtienne un certificat médical de complaisance, attestant la folie et la nécessité du placement dans une maison de santé. Il va se trouver en présence du chef de cet établissement.

Ce chef, c'est le directeur de l'asile, qui le plus souvent en est en même temps le médecin. Il va d'abord exiger le dépôt d'une demande de placement écrite et signée; puis il se fera justifier l'identité du placeur et du placé. Il faudra donc que le premier endosse résolûment la responsabilité de la séquestration arbitraire qu'il va provoquer, et sans aucun doute, il n'ignore pas les conséquences pénales auxquelles il s'expose. N'importe, les formalités d'admission sont accomplies, et l'œuvre du médecin de l'établissement commence; voilà donc un second médecin qui, comme le premier, doit être trompé ou acheté. Mais les difficultés sont bien plus grandes encore qu'elles ne l'étaient pour le premier. Quoi que l'on ait pu dire, les médecins des établissements d'aliénés acquièrent une grande habitude dans l'examen des malades qu'ils ont à soigner. Celui que nous supposons en action commencera par lire le certificat d'admission délivré par son confrère, ce certificat que nous supposons forgé à plaisir. S'il y trouve l'indication précise de symptômes bien tranchés, il ne pourra manquer d'être frappé de l'absence de ces symptômes chez le sujet soumis à son observation, et son zèle à les chercher ne manquera pas sans doute de lui faire découvrir l'absence de la maladie supposée. Si au contraire le certificat ne dit rien de formel et se contente d'indications vagues, le médecin rendu défiant par cette insuffisance de détails redoublera d'attention, afin d'éviter une surprise; car, s'il est honnête, il ne redoutera rien tant que de priver indûment un citoyen de sa liberté. Il sera donc très-difficile de le tromper, et le certificat qu'il doit envoyer dans les vingt-quatre heures indiquera, tout au moins, ses doutes et ses réserves sur l'existence de la maladie. Reste le second parti, l'acheter. Mais personne ne contestant, nous l'espérons bien, que les médecins capables de céder à une vénalité de ce genre sont infiniment rares, on avouera qu'il est pour ainsi dire impossible qu'à la chance d'en avoir rencontré un premier pour faire le certificat d'admission, on ajoute celle d'en trouver un second, à la tête d'un établissement d'aliénés, pour retenir le faux malade. Cette trouvaille fût-elle même possible, il faudra sans aucun doute y mettre un prix très-considérable, et la spéculation, encore très-incertaine, car il reste bien des écueils à franchir, serait déjà ruineuse. Et puis ce n'est pas seulement le médecin de l'établissement qu'il faudrait acheter; il y a dans chaque asile tout un monde d'employés, d'élèves, d'auxiliaires, constituant une véritable opinion publique. Toute séquestration arbitraire serait bien vite découverte par ces nombreux témoins, dont il faudrait payer encore le silence à prix d'or. Ceux qui croient à la possibilité des placements abusifs admettent assez volontiers que dans les asiles publics, directeurs et médecins sont trop désintéressés pour se vendre; mais par contre ils donnent à entendre qu'il n'en est pas de même des établissements privés, et que là, on peut fort bien faire capituler la conscience devant l'intérêt pécuniaire. Rien n'est plus faux et plus absurde : même s'ils consentaient à mettre de côté tout sentiment d'honnêteté, les propriétaires d'asiles privés seraient, plus encore que les chefs d'établissements publics, intéressés par calcul à ne donner prise à aucune accusation de séquestration arbitraire. En effet, ce n'est pas leur place seulement qu'ils risqueraient, mais leur fortune tout entière ; celle-ci est si intimement liée à la bonne renommée de leur établissement, qu'avant toute chose ils doivent veiller à ce qu'aucun soupçon ne puisse les atteindre, et supposé même qu'ils fussent capables de capituler, qui donc pourrait les payer assez cher pour les indemniser des dangers auxquels ils s'exposeraient? A qui faire croire que, pour avoir un pensionnaire de plus, ils courraient risque de perdre tous ceux qu'ils ont, de se voir retirer leur autorisation, d'être ruinés en un mot? S'ils n'étaient pas assez honnêtes pour rejeter toute idée de corruption, ils seraient du moins trop bons spéculateurs pour l'accepter. Nous pouvons donc l'affirmer, si une personne était admise dans un asile, sans être réellement aliénée, le médecin s'en apercevrait de suite, et s'il ne la renvoyait pas séance tenante, il s'arrangerait du moins pour la soumettre, dans les

conditions les plus probatoires, à une observation assez
vigilante pour que la vérité ne tardât pas à se faire jour. Et
qu'on le sache bien, le prétendu malade en pareil cas saurait, de son côté, par ses actes, ses paroles, toutes ses allures
en un mot, se distinguer assez de ceux qui le sont réellement, même des fous raisonnants et de ceux dont le délire
n'est que partiel, pour qu'un œil exercé ne soit pas long
à reconnaître son état de saine raison et à faire cesser son
isolement.

Supposons cependant que celui-ci dure trois jours, et le
faux aliéné va être soumis à l'examen du médecin envoyé
par le préfet. Toujours le même dilemne se présente, mais
entouré de difficultés de plus en plus grandes : si ce dernier médecin n'est pas, plus que ses confrères, à l'abri de
l'erreur (et l'on avouera que celle qui se reproduirait ainsi
trois fois de suite serait par trop invraisemblable), il doit
être encore moins qu'eux soupçonné de vénalité. Prétendre
que lui aussi, il pourrait être acheté après tant d'autres,
c'est tomber à la fois dans l'absurde et le grotesque, et nous
ne nous arrêterons pas à réfuter une fois de plus cette hypothèse. Si la maladie était imaginaire, le certificat de ce
troisième médecin ne manquerait pas de faire découvrir la
fraude.

Tous ceux qui ont à prendre une part active dans les formalités de l'admission ont maintenant rempli leur devoir,
et certes, on peut affirmer qu'au milieu de tant de précautions il est resté bien peu de place pour la surprise ou la
complaisance. Cependant tout n'est pas fini : la loi a voulu
que les choses, arrivées à ce point, furent encore soumises
à un double contrôle, celui de l'autorité administrative et
celui de l'autorité judiciaire. Le premier est exercé par le
préfet, et réglé surtout par la visite du médecin expert pres-
crite par l'article 9 de la loi. Si ce médecin constate la réa-
ité de l'aliénation mentale, le préfet n'a rien à dire; il

laisse la famille continuer son œuvre, il ne forme aucune opposition, comme le dit M. Vivien. Qu'il y ait, au contraire, doute sur la nécessité du placement, et aussitôt averti, il ne manque pas d'intervenir en faveur de la liberté individuelle; la loi lui donne toute l'autorité nécessaire pour cela, et il fait sortir de suite la personne abusivement retenue. (Art. 16.) Son action est donc prompte et efficace; la garantie qui repose sur lui convenablement assurée.

Reste enfin l'autorité judiciaire. Les droits dont elle est investie sont incontestables; elle doit veiller au respect dû à la liberté de tout citoyen, elle est armée du pouvoir de réprimer tout abus. On avait bien, dans le premier exposé des motifs, laissé percer la crainte d'amener un conflit entre le préfet et l'autorité judiciaire, et l'on avait voulu les renfermer l'un et l'autre dans des sphères d'action distinctes, en réduisant le rôle des magistrats à se prononcer sur la convenance de l'interdiction; mais en réalité, la difficulté n'était que tournée et non tranchée. En effet, le rejet de la demande d'interdiction, prononcé par la justice, entraînant de droit la sortie du malade placé par l'administration, les actes de celle-ci étaient, en réalité, parfaitement soumis au contrôle de celle-là. A ce stratagème, peu digne d'une loi, la commission substitua un procédé plus franc et plus direct en donnant au tribunal le droit d'ordonner, en chambre du conseil, sans motiver son arrêt, la sortie de toute personne qui lui paraîtrait retenue dans un établissement d'aliénés sans motif suffisant. (Art. 29.) Ce principe du contrôle exercé sur les placements est affirmé à chaque page de la discussion; le texte de la loi le consacre de la façon la plus formelle; il n'y a donc ni doute, ni discussions possibles sur la théorie.

Mais comment ce contrôle s'exerce-t-il en fait? Ici, nous devons le reconnaître, nous constatons pour la première fois que la pratique ne répond pas au vœu du législateur.

Celui-ci, en mettant au nombre des garanties données à la liberté individuelle, la responsabilité du procureur impérial *qui ne forme aucune opposition*, a voulu évidemment que ce droit d'opposition pût être exercé, pour chaque cas individuellement, au moment le plus rapproché possible du placement. Il n'a pas voulu se contenter d'une possibilité de redressement de tort, à une époque indéterminée, lors de la visite du procureur impérial dans l'établissement, dans un délai de trois ou de six mois (art. 4), ni d'une mise en liberté éventuelle, si l'interné ou l'un des siens adresse une requête spéciale au tribunal (art. 29). Non, ce droit doit s'exercer d'une manière plus personnelle et plus prompte, et pour cela, la loi a cru qu'il suffisait que le placement fût notifié, à bref délai, aux procureurs impériaux du domicile de la personne placée et de l'arrondissement où l'établissement est situé (art. 10). Eh bien, disons-le, elle s'est trompée. Ce moyen n'atteint pas le but : le simple fait de notifier aux magistrats le placement dans un asile, d'une personne dont ils n'ont jamais entendu parler, n'est pas suffisante pour engager leur responsabilité, ni pour les mettre à même de s'opposer, s'il y a lieu.

Qu'on le remarque bien ! Nous ne prétendons pas que par cela seul, la liberté individuelle soit menacée. Nullement ; la loi l'a entourée d'assez d'autres précautions pour que, celle-là faisant défaut, elle soit encore suffisamment sauvegardée. Les faits le prouvent d'ailleurs, puisqu'il n'y a pas un seul exemple d'abus réel, régulièrement constaté ; mais enfin, il faut bien le reconnaître, la loi a voulu engager en même temps que toutes les autres la responsabilité de l'autorité judiciaire, et elle n'y a pas réussi.

Voilà ce qui justifie la seule réserve faite par M. Suin dans son rapport ; voilà ce qui, vu l'état de défiance semée dans le public, peut demander un perfectionnement. Aussi pensons-nous, nous-même, qu'il y aurait quelque modification à introduire, à cet égard, dans la loi ; nous partageons donc le principe de M. Suin, mais nous ne sommes pas entièrement d'accord avec lui sur le moyen d'exécution. Nous indiquerons plus loin (troisième partie) celui qui nous paraît préférable.

Nous avons terminé l'examen des formalités dont sont entourés les placements volontaires, et nous espérons qu'il ne peut plus rester de doute sur la difficulté de faire entrer, par surprise, dans un asile d'aliénés, une personne saine d'esprit ; et, si cette surprise avait pu avoir lieu, sur l'impossibilité presque absolue de l'y maintenir.

Mais, a-t-on dit, cette seconde garantie est illusoire, car il suffit d'un séjour de quelques instants dans un établissement de ce genre pour rendre fous ceux qui ne l'étaient pas. Rien n'est plus puéril qu'une pareille assertion ; rien ne serait plus difficile à trouver que le moindre fait authentique propre à l'appuyer. Il est bien vrai que les maladies nerveuses peuvent parfois être contagieuses ; mais cela n'a lieu que dans certaines circonstances déterminées. Cela s'est vu, par exemple, dans les grandes épidémies de délire démonomaniaque ou théomaniaque du moyen âge, dont les symptômes étaient presque invariablement liés à des accidents convulsifs de nature hystérique, et dont on observe encore, de loin en loin, quelque fugitive réapparition. Cette contagion peut encore s'exercer sur une personne vivant continuellement en présence d'un seul aliéné, atteint d'un délire partiel parfaitement systématisé : c'est ainsi qu'une femme, sans cesse en tête-à-tête avec un mari monomaniaque, peut finir, sous l'influence de ses divagations constamment réitérées, par partager certaines de ses illusions. Mais rien de semblable ne s'observe dans les asiles d'aliénés. Nous l'avons déjà dit, une personne sensée, introduite par ruse dans un semblable milieu, ne tarderait pas à se distinguer tellement de tous ceux qui l'entourent, qu'elle serait bien vite reconnue et traitée en conséquence, et fallût-il quelques jours pour régler légalement sa position, qu'elle sortirait de l'établissement tout aussi saine d'esprit qu'elle y serait entrée.

On a prétendu aussi que le contact de la folie était dangereux pour ceux qui la soignaient ; mais rien n'est moins démontré. Si les médecins et les infirmiers sont quelquefois frappés d'aliénation mentale, c'est que, comme les autres hommes, ils sont exposés à tous les maux propres à l'humanité, mais nullement parce que le spectacle des misères qu'ils soignent ébranle leur raison. Esquirol avait déjà repoussé cette erreur ; M. Trélat l'a réfutée encore mieux en rapportant une série d'observations de femmes attachées à son service et devenues aliénées elles-mêmes, et en prouvant que toutes présentaient des prédispositions héréditaires des plus accentuées aux maladies mentales, et que plusieurs avaient déjà éprouvé, avant d'être chargées de leur emploi, des accès de folie dont on n'avait pas eu connaissance (1).

Les placements d'office, ordonnés par les préfets, bien qu'ils aient été l'objet de beaucoup moins d'accusations que les placements volontaires, n'en ont pas été cependant tout à fait à l'abri. Mais ici, l'esprit d'opposition politique est évident, car on a prétendu que les préfets faisaient enfermer, comme fous, dans des établissements d'aliénés, des individus qui n'avaient d'autre tort que de leur porter ombrage. Nous ne nous arrêterons pas à réfuter une pareille imputation ; qu'il nous suffise d'affirmer que jamais un fonctionnaire de l'ordre administratif n'aurait osé faire à un médecin aliéniste une semblable proposition, et que, fût-elle faite, jamais médecin ne l'aurait acceptée. Nous ne pouvons que mépriser de semblables calomnies et passer outre.

Il est encore deux reproches que nous voulons discuter, parce qu'ils se rattachent aux prétendus dangers dont serait menacée la liberté individuelle.

(1) Trélat, *Annales médico-psychologiques*, 1856, p. 18.

On a donné comme preuve du maintien injuste ou trop prolongé des malades dans les asiles, les quelques jugements par lesquels des individus, ainsi retenus, et ayant adressé des réclamations aux tribunaux, avaient obtenu leur mise en liberté.

On a prétendu que, pour éviter les dangers de séquestration arbitraire, la correspondance des malades retenus dans les asiles devrait être absolument libre de toute surveillance et de tout contrôle.

Examinons ces deux reproches.

En ce qui concerne le premier, un peu d'attention démontre que les jugements dont on parle ont pu être rendus sans qu'il y ait aucun reproche à faire, ni au système, ni aux médecins. Pour qu'un malade, placé d'office, soit mis en liberté par un arrêté spontané du préfet, il faut que le médecin ait déclaré sa guérison. Mais il y a certain cas où un malade est assez amélioré dans son état, pour ne plus paraître dangereux; si alors sa famille le réclame, en prenant l'engagement de le soigner et de le surveiller, la demande est communiquée au médecin, et si celui-ci donne un avis favorable, le préfet n'hésite pas à revenir sur son arrêté de placement, et à autoriser la sortie. Mais si le malade n'a pas de famille qui s'intéresse à lui, ou si sa famille, trop craintive, ne veut pas prendre l'initiative de le réclamer, oserait-on blâmer le médecin qui reculera devant la constatation légale d'une guérison qui n'est pas complète, qui hésitera à accepter seul la responsabilité d'une sortie pour cause de simple amélioration? Le recours au tribunal concilie alors toutes les difficultés, et la mise en liberté prononcée en chambre du conseil, sans être motivée, donne au convalescent devenu inoffensif, la liberté qu'il réclame, sans accuser personne, sans compromettre aucune responsabilité. Telles sont les circonstances dans lesquelles nous avons vu rendre quelques jugements de ce genre, et loin d'impliquer la critique de la législation, ils nous paraissent tourner complétement à son éloge.

La surveillance exercée par les médecins d'asiles sur les lettres que leurs malades envoient et reçoivent n'est pas un abus ; elle est plus qu'un droit, elle est un devoir. En ce qui concerne les requêtes, les réclamations adressées aux autorités, il ne peut y avoir aucun doute ; la loi ordonne leur envoi et punit toute suppression ; celui qui ne tiendrait pas compte de ces prescriptions commettrait un délit et serait justiciable des tribunaux. Mais pour les correspondances privées, il doit les lire, parfois les annoter, parfois les supprimer. Comment ! on enfermerait un malade pour qu'il ne puisse, par ses actes, nuire ni à lui, ni aux autres, et on le laisserait commettre les actes parfois les plus nuisibles ! Mais une lettre ne peut-elle pas être l'occasion des plus sérieuses complications, des plus graves malheurs ? Un fou, encore capable d'écrire convenablement une lettre, — et il y en a beaucoup, — ferait, sous l'influence de son délire, des commandes ou des achats hors de proportion avec sa fortune ; il propagerait contre sa famille et ses amis les accusations les plus calomnieuses ; il écrirait, comme nous l'avons vu tout récemment, à plusieurs maris qu'il a été l'amant de leurs femmes ; et le médecin n'aurait pas le devoir de rendre impossibles les conséquences de pareils écrits, en les arrêtant au passage ! Autant dire qu'il doit laisser des armes entre les mains de ses malades. Et réciproquement, un aliéné sortant des nuages qui ont obscurci son intelligence entre en convalescence ; sa raison encore ébranlée tend à reprendre son équilibre, mais celui-ci est encore instable, un choc des plus légers peut tout renverser, et l'on ne devrait pas écarter de lui l'annonce écrite d'une nouvelle fâcheuse, d'une perte pécuniaire, de la mort d'une femme ou d'un ami ! Cela ne peut se soutenir, et tout le monde doit reconnaître que cette question est de celles pour lesquelles on doit s'en rapporter à l'honnêteté et à la sagesse du médecin, ainsi que le constate avec raison M. Suin (1). C'est à lui d'aviser comme *chargé de tout ce qui concerne la police de l'établissement*. Pour nous, depuis dix ans que nous surveillons la correspondance de plusieurs centaines d'aliénés, nous sommes certains d'avoir évité quelques malheurs et empêché de nombreux inconvénients; mais nous avons la conscience de n'avoir jamais mis d'entraves à l'épanchement d'un sentiment affectueux, jamais arrêté une réclamation, ni une plainte ayant quelque apparence de fondement.

Après avoir épuisé les reproches dirigés contre la loi, en ce qui concerne la liberté individuelle, et montré qu'ils sont tous imaginaires, sauf la réserve faite sur le contrôle de l'autorité judiciaire lors du placement, il nous reste à indiquer les imperfetisns ou les lacunes qui existent dans les autres parties de la loi, dont on a eu le tort de trop peu s'occuper jusqu'ici, et les moyens d'y remédier. C'est ce que nous ferons dans la troisième partie de notre travail.

Mais avant cela, nous devons encore réfuter un autre ordre d'adversaires, les romanciers, qui sous la forme de publications légères, mais très-largement répandues, ont contribué peut-être plus que les journalistes et les pétitionnaires, à faire naître dans le public d'injustes préventions et des craintes sans motif.

III

Des romans contemporains traitant de questions médico-légales relatives à la folie. — *Un beau-frère*, par Hector Malot. Paris, 1868. — *Hard Cash (L'implacable argent)*, by Ch. Reade. London, 1863. — *The Tragedy of life. Mad or not Mad (La tragédie de la vie. Fou ou non fou)*, by Brenten. London, 1861.

De tout temps la maladie et la médecine ont joué un certain rôle dans les œuvres d'imagination; elles tiennent en

(1) *Moniteur* du 12 février 1868.

effet toutes deux une place trop considérable dans les destinées humaines pour pouvoir être écartées de fictions qui
puisent, en définitive, tous leurs éléments dans les choses
de la vie réelle.

Parmi les maladies, l'une de celles que poëtes, conteurs
et romanciers mettent le plus souvent en scène est certainement la folie : le plus grand nombre la représentent d'une
manière toute de fantaisie ; quelques-uns, au contraire, la
dépeignent en observateurs éclairés, et pour ne citer qu'un
exemple, chacun sait avec quel talent Shakespeare a décrit
certains types de maladies mentales sous les traits de personnages tels que Lear, Hamlet, Ophélie. L'étude des œuvres
de ce grand poëte, au point de vue médico-psychologique,
a été faite avec talent, en Angleterre, par M. Bucknill (1),
et en France, par M. Brierre de Boismont (2). Nous n'avons
pas l'intention de marcher ici sur leurs traces, et c'est une
tout autre catégorie d'œuvres littéraires, consacrées à la
folie, que nous voulons examiner.

Les tendances réalistes qui ont pris, de nos jours, une
place importante dans les lettres, aussi bien que dans les
arts, ont naturellement exercé leur influence sur la part qui
y est faite aux différentes branches de la médecine. Plus
qu'une autre, notre spécialité était propre à allécher la
curiosité et à fournir des péripéties émouvantes ; à cela est
venue s'ajouter la polémique actuelle relative au traitement
des aliénés. Dès lors ce sujet s'imposait pour ainsi dire aux
auteurs et au public.

Nous pourrions suivre cette tendance dans différents romans écrits, tant en Angleterre qu'en France, tels que la
Comtesse Diane, de M. Mario Uchard, ou *Lady Audley*, de

(1) Bucknill, *The mad folks of Shakespeare, Psychological Essays,*
2ᵉ édit., 1867.

(2) Brierre de Boismont, *Études psychologiques sur les hommes célèbres*
(*Annales médico-psychologiques*, novembre 1868 et janvier 1869).

miss Braddon; mais dans ces livres la question médico-légale n'a qu'une importance secondaire. S'il y est question de folie, ce n'est pas pour blâmer la législation. Il en est tout autrement d'un ouvrage qui a obtenu un véritable succès de curiosité dans le public parisien; nous voulons parler du *Beau-Frère*, de M. Hector Malot.

Dans ce livre, l'agression contre la législation relative aux aliénés est hautement avouée et soutenue avec une habileté consommée. L'auteur veut démontrer qu'il est possible, de nos jours, en France, de faire enfermer comme folle une personne qui ne l'est pas, afin de servir un intérêt privé; et, sachant combien l'accusation est grave et le fait peu vraisemblable, il apporte un soin extrême à ne négliger aucun détail dans la combinaison des moyens destinés à donner quelque solidité à son thème.

Il est entré dans les explications les plus minutieuses sur les antécédents de ses personnages, sur les intérêts qui les font agir, sur les passions qui les animent, sur les moyens d'exécution auxquels ils ont recours. Il connaît, de la manière la plus complète, la procédure des demandes d'interdiction, les formalités légales du placement dans les asiles d'aliénés, le genre de surveillance exercé sur ces établissements; il ne doute pas, nous en sommes convaincu, qu'il n'ait pénétré la nature réelle de la folie, et percé à jour le véritable esprit du médecin aliéniste. Il s'est mis en état de prendre successivement à partie l'avoué et le juge, le procureur impérial et l'administrateur, le médecin et le philosophe, et de leur tenir tête à chacun sur leur propre terrain. Tant d'efforts sont loin d'être restés stériles; tant de notions spéciales, soigneusement acquises, unies à un grand talent d'exposition et à des qualités de style dès longtemps reconnues, ont donné à son œuvre un intérêt, une saveur que nous sommes les premiers à proclamer. Son livre se lit avec entraînement, et le charme de la forme doit contribuer pour beaucoup à faire admettre la réalité du fond.

Et cependant le fond est-il solide ? L'accusation est-elle fondée ? Malgré tout le talent déployé pour le faire croire, nous le nions énergiquement, et pour réfuter M. Malot nous nous contenterons des preuves que nous fournit son propre livre. En effet, même dans sa fiction, il n'a pu réussir à concilier la possibilité du fait qu'il prétend établir, avec la législation qu'il a très-fidèlement fait connaître, qu'en attribuant aux personnages qu'il met en scène un tel accord de perversité, de sottise ou de faiblesse, qu'avec de pareils instruments il n'est pas une iniquité qui ne soit possible, pas une institution qui puisse se défendre, pas une loi dont on ne puisse faire découler les plus odieuses conséquences.

Une loi, quelle qu'elle soit, est faite pour être appliquée avec rectitude d'esprit et honnêteté d'intention. Que deviendrait-elle, si tous ceux qui, à un degré quelconque, interviennent dans sa mise en pratique, étaient des fripons ou des imbéciles ? Y en a-t-il une seule qui pût, sans prêter à quelque iniquité, résister à une semblable épreuve, si celle-ci était possible ? Et cependant ce n'est qu'au prix d'un pareil assemblage de personnages que M. Malot a pu tirer de la loi du 30 juin 1838 les conséquences qu'il incrimine.

Certes, s'il y avait dans la société un véritable baron Friardel, nous serions bien d'avis, avec l'avoué Pioline, que « quand un homme, par son habileté, ses intrigues, son » audace, tient dans ses mains tous les fils administratifs » du pays, quand il a l'oreille de l'évêque, quand le député » est son complaisant dévoué, quand il domine le président » du tribunal, le préfet, le sous-préfet, quand il dispose du » secret des lettres, quand la police et la gendarmerie » sont à sa disposition, avec toutes leurs rigueurs pour ses » ennemis ou ses adversaires, toutes les tolérances pour ses

» amis, on doit y regarder à deux fois avant de lui décla-
» rer la guerre (p. 143)». Mais nous voudrions d'abord savoir
quand et où un homme a jamais eu un pareil pouvoir, et
si l'on nous démontrait la réalité de son existence, nous
demanderions quel est l'attentat qu'il serait impuissant à
commettre, quelle est la loi qui opposerait une digue à ses
méfaits. S'il existait, il faudrait presque lui être reconnais-
sant de se contenter de faire enfermer un beau-frère écer-
velé, et le remercier de tout le mal qu'il daignerait ne pas
faire. Non, nous ne croyons pas à une pareille abjection de
tous devant un seul, quelque méchant qu'il soit; et, lors
même que l'on serait déterminé à n'attribuer, dans notre
état social, de force qu'aux mauvaises passions, celles d'un
seul homme ne pourraient dominer celles de tous ceux qui
l'entourent, et il faudrait dire pour elles, comme on l'a dit
pour la liberté, que les passions de chacun ont pour limite
les passions des autres.

Dans ce livre, toutes les classes de la société sont calom-
niées, mais nous devons surtout protester contre le rôle
qu'y jouent les membres du corps médical. M. Malot met
en scène quatre médecins, deux gredins, un niais et un
imbécile; certes, s'il est impossible de dire que notre profession ne renferme aucun membre indigne, nous pouvons
au moins affirmer qu'ils ne constituent que de rares exceptions, et personne ne voudra prendre au sérieux la proportion de vices ou de bêtise que nous attribue l'auteur.

Enfin, nous ne sommes pas chargés de l'expertise médico-
légale de l'état des facultés mentales de Ceneri, et nous
nous en félicitons : car si cette mission nous était confiée,
notre embarras pourrait être grand. Sans doute, l'auteur
nous assure qu'il a toute sa raison, et nous montre que dans
ses actions journalières il est ordinairement sensé; mais ne
sait-on pas la part qu'en médecine légale surtout, on est
obligé de faire à la folie partielle et passagère ? N'est-il pas

évident que plusieurs des actes de Ceneri sont une infraction
flagrante aux règles de la raison, telles qu'elles sont accep-
tées dans notre état social, et qu'ils côtoient de bien près
l'aliénation mentale? Un délire évident ne s'empare-t-il pas
de lui dès qu'il est dans l'asile, et ne le pousse-t-il pas ensuite au suicide? On ne contestera donc pas que le cas
soit de nature à prêter à la controverse, et ce ne sont jamais
des cas douteux et discutables qu'il faut choisir pour une
démonstration.

Il aurait fallu que M. Malot nous présentât un homme
ne prêtant en rien à la plus légère imputation de désordre
intellectuel et qu'il nous le montrât séquestré comme fou,
par la seule influence d'un intérêt privé, pour que nous
ayons pu prendre au sérieux son argumentation. Telle qu'il
nous l'offre, nous lui accorderons facilement qu'il aura vivement intéressé tous ses lecteurs et entraîné dans son illusion beaucoup de ceux qui sont plus sensibles à l'agré-
ment de la forme qu'à la solidité du fond; mais nous
aurions peine à croire qu'il ait réussi à faire admettre
l'existence d'un danger social sérieux par les penseurs im-
partiaux et les hommes pratiques, capables d'examiner
scrupuleusement une question, et de ne la juger que sur
des pièces probantes. Nous avons trop haute opinion du
talent de M. Malot et de son caractère, pour croire que ce
ne soit pas à l'adhésion de ces derniers qu'il aurait attaché
le plus de prix; son espoir aura été déçu, car, nous n'en
doutons pas, elle lui aura fait défaut.

Un dernier mot que M. Malot pardonnera à notre fran-
chise. Il a eu le mérite, que nous nous sommes plu à reconnaître, d'étudier scrupuleusement le sujet avant de l'aborder; il a fréquenté des médecins, lu des livres, visité des
asiles, observé des malades. N'a-t-il pas parfois reproduit
trop exactement ce qu'il avait vu? Lui qui représente les
malades d'un asile comme humiliés sous le regard de visi-

teurs étrangers, n'aurait-il pas pu profiter de ses visites, sans répéter mot pour mot certains propos qui ont un cachet trop personnel pour ne pas être reconnus ? S'il a pu étudier sur le vif certains types d'aliénés à traits caractéristiques et frappants, cela l'autorisait-il à en faire une peinture tellement fidèle qu'elle fut reconnue par leurs familles justement émues de voir ainsi livré à la publicité d'un roman, le secret d'une infortune qu'elles voudraient tant tenir cachée ? Même sans qu'il y ait de nom prononcé, faire le portrait d'un malade, indiquer sa profession, reproduire textuellement ses discours, n'est-ce pas quelquefois commettre une grave indiscrétion ?

La littérature anglaise contemporaine nous offre un pendant au *Beau-Frère* dans *Hard Cash*, roman dû à la plume populaire de M. Ch. Read ; mais ici, personnages et incidents sont beaucoup plus nombreux. Nous trouvons, au milieu d'une quantité infinie de gens, de choses et d'incidents, trois aliénés, dont un supposé, et la description de trois asiles privés, car ce sont les seuls que l'auteur attaque ; puis, parmi les personnages secondaires, une foule de médecins et plus d'une demi-douzaine d'inspecteurs chargés de la surveillance des asiles, soit comme magistrats, soit comme commissaires du bureau des aliénés. Ce n'est donc pas sur un cas unique, sur un seul échantillon que l'auteur prétend nous faire apprécier les hommes et les institutions, et l'on devrait espérer que grâce à des éléments aussi multiples, il a pu juger la question d'une manière équitable et impartiale. Il n'en est rien, car il a le parti pris de représenter tout ce qui se rapporte au sujet qu'il traite comme livré à l'injustice et à la cruauté. Ici encore, dans tous ceux qu'il met en scène, on ne trouve que scélératesse ou sottise, et ses accusations perdent toute valeur à force d'être généralisées.

Et d'abord, comment admettre que Hardie père puisse

persuader aux deux médecins qu'il consulte que son fils est fou? A qui faire croire qu'il y ait des médecins capables de pousser aussi loin l'ignorance ou l'ineptie? Comment, sur la simple déclaration d'une seule personne, sans recourir à aucun témoignage étranger, sans tenir compte de rien de ce qui peut rendre suspectes les affirmations du père et plaider en faveur de la sanité d'esprit du fils, ils iraient déclarer que celui-ci est fou et le feraient enfermer comme tel! Qu'il y a loin de cette maladresse dans le point de départ de toute cette intrigue, à l'habileté avec laquelle M. Malot a accumulé les témoignages et multiplié les présomptions, quand il a voulu montrer la possibilité de faire séquestrer Ceneri.

Admettons cependant que les certificats médicaux soient délivrés; admettons qu'Alfred soit, par ruse, attiré dans l'asile et retenu prisonnier malgré ses cris et ses réclamations. Croirons-nous qu'il soit possible de dissimuler son sort à tous les yeux; croirons-nous que, pendant des semaines et des mois, la police publique et les *détectives* privés soient mis en campagne sans pouvoir découvrir ses traces, alors qu'il est enfermé dans une maison de fous à deux lieues de son domicile? L'annonce d'une récompense de 100 livres (2500 fr.) en faveur de celui qui donnera des nouvelles d'Alfred, disparu, n'amènera-t-elle aucune révélation? L'autorité publique n'a-t-elle, dans ce pays, aucun moyen de savoir ce que deviennent les citoyens les plus connus d'une grande ville?

Admettons cependant encore tout cela; admettons l'impossibilité absolue où se trouve Alfred de correspondre avec le dehors. Mais que dire de la conduite des magistrats qui viennent visiter l'asile, et auxquels il démontre, avec une si grande évidence, l'intégrité de sa raison et les mauvais traitements auxquels lui et ses compagnons d'infortune sont exposés? Quelle que soit la mollesse que l'on se plaise sou-

vent à attribuer aux gens en place, quelle que soit la servi-
lité avec laquelle ils suivent, prétend-on, la routine à laquelle ils sont une fois habitués, croit-on que si une situation comparable à celle de cet asile se trouvait révélée à des
magistrats chargés de l'inspecter, ils pourraient jamais
fermer les yeux sur tant de misères, et passer outre, sans
rien faire pour venger la vérité et la justice? Évidemment
non. Vouloir faire croire aux lecteurs de pareilles énormi-
tés, c'est à coup sûr abuser de leur crédulité.

La conduite prêtée aux commissaires du bureau des aliénés de Londres n'est pas moins inconciliable avec le sens
commun. Il est impossible que ce bureau, recruté parmi
les sommités de la médecine et du barreau, ne renferme que
des membres absolument ineptes, ou dénués de tout courage, de toute volonté de faire le bien; il est impossible
qu'après avoir reconnu qu'une personne placée dans un
asile n'est pas aliénée, deux de ces commissaires se contentent d'écrire à celui qui l'a fait injustement enfermer,
pour lui conseiller de le rendre à la liberté, et se laissent
bafouer pendant près d'une année par des attermoiements
et des fins de non-recevoir. Il est impossible, surtout,
qu'après s'être occupés aussi longtemps du sort d'un
malade supposé, et alors que le médecin qui le traite
vient de certifier sa guérison, ils le laissent purement et
simplement transférer dans un troisième asile, et se rési-
gnent, dès ce moment, à ne donner aucune suite à toute
cette affaire.

Enfin, M. Ch. Reade doit considérer ses lecteurs comme
plus fous que les personnages qu'il met en scène, pour
oser leur raconter que l'on peut, dans les rues de Londres,
donner en plein midi la chasse à un aliéné échappé d'un
asile, de la même manière que l'on traquait naguères les
esclaves marrons dans les forêts de l'Amérique, c'est-à-dire
avec des chiens dressés à les rattraper.

Que conclure de tout cela, sinon que, bien plus encore que M. Malot, M. Reade, pour avoir voulu trop prouver, n'a rien prouvé du tout, excepté la prodigieuse fécondité de son imagination et son mépris absolu de toute vraisemblance ? Nous voudrions ne pas être obligé d'ajouter qu'en qualifiant son œuvre de *scènes de la vie réelle*, il démontre sa complète ignorance des choses dont il parle ou l'insuffisance de son respect pour la vérité.

Mais la thèse opposée à celle de MM. Malot et Reade ne serait-elle pas plus exacte que la leur ? La société ne serait-elle pas exposée à de graves inconvénients par suite de trop de liberté laissée parfois à des aliénés dangereux ? Au nom de l'intérêt commun n'aurait-on pas à déplorer souvent le défaut de prévoyance à l'égard de malades qui ne sont pas maîtres de commander à leurs impulsions ? bien des catastrophes n'auraient-elles pas pu être évitées par des mesures de précaution et d'humanité prises envers eux ? Ces catastrophes ne seraient-elles pas encore plus fréquentes si la loi restait impuissante à mettre ces pauvres égarés hors d'état de nuire à eux et aux autres ? C'est ce que met pleinement en lumière un autre roman anglais intitulé : *Mad or not mad* (*Fou ou non fou*), faisant partie d'une collection de récits relatifs à la folie, réunis par M. Brenten, sous le titre de *Tragédie de la vie*. Ici les faits sont peu nombreux, mais ils ont un cachet de vérité qui leur donne une grande valeur; ils parlent d'eux-mêmes et n'ont pas besoin de commentaire.

Le jeune Tremlett est le dernier rejeton d'une race abâtardie par de nombreux mariages consanguins. On a voulu combiner des blasons, réunir des immeubles, constituer un fief important, et l'on n'y a réussi qu'aux dépens de l'énergie physique et de la solidité morale de l'héritier unique de toute cette opulence. Son père, déjà, était un homme à demi dégénéré; sa mère a été, pendant quarante ans, une véritable folle. Il combine les deux héritages et est un maniaque raisonnant. L'auteur montre, au naturel, les progrès de cette maladie, les scènes extravagantes de la jeunesse de son héros, les tourments de toute sorte qu'il fait endurer à la jeune femme qu'une odieuse question d'intérêt lui a livrée pour épouse, la catastrophe enfin qui le fait enfermer dans une maison de santé.

Comme cela arrive habituellement dans les cas de ce genre, l'isolement amène bientôt un calme relatif; le paroxysme d'agitation s'apaise, les manifestations délirantes sont soigneusement dissimulées. Comme le plus souvent encore en pareil cas, il semble à la famille que l'on ne peut priver un homme, dans ces conditions, de toute liberté; aussi le retire-t-on de l'asile pour le confier aux soins d'un médecin qui se consacre uniquement à lui.

Jusqu'ici le roman ne nous a montré la folie de Tremlett et de sa mère qu'au point de vue descriptif, et l'on ne saurait rendre assez justice au talent et aux connaissances spéciales dont l'auteur a fait preuve. Nous ne savons pas si M. Brenten est, ou non, un médecin; mais à coup sûr, il connaît à fond la folie, les aliénés et les complications de toute sorte que les maladies mentales introduisent dans l'intérieur des familles. Au point de vue clinique, le court tableau de la manie chronique de la mère est parfaitement réussi, et les développements progressifs de la folie héréditaire du fils sont exposés avec beaucoup d'art et de vérité.

De nouveaux événements transportent l'action dans le domaine de la médecine légale, et nous assistons à toute la procédure connue chez nos voisins, sous le nom de *de lunatico inquirendo*. C'est à la fois un jugement d'interdiction et un ordre de séquestration à faire prononcer par un jury composé de treize citoyens tirés au sort, dans toutes les classes de la société, en présence des intéressés eux-

mêmes, après dépositions des témoins et plaidoiries cor-
tradictoires des avocats.

Or, voici ce qui arrive. Tremlett se laisse bien aller
devant le jury, à quelques divagations; mais il reconnaît
l'or de l'argent; il prouve qu'il sait payer régulièrement se
dettes, et qu'il ne se trompe guère dans les questions d'intérêt. Le médecin, homme honnête, mais timide et indécis,
se trouble et tombe dans quelques contradictions, en ré-
pondant aux questions embrouillées dans lesquelles il se
trouve enchevêtré, pendant la *cross-examination* (interrogatoire du témoin par l'avocat adverse).

Le cousin demandeur, malgré ses efforts de dissimula-
tion, laisse percer l'intérêt personnel qui seul le dirige et
provoque ainsi l'antipathie générale.

L'avocat entraîne le jury par son éloquence bien plus
que par la rigueur de ses arguments; le verdict enfin re
pousse la présomption de folie et rend Tremlett à la liberté

Les fruits de cette décision, rendue en présence même
de Tremlett, ne se font pas longtemps attendre. Depuis
la mort de son père il ne savait sur qui faire peser le poids
de sa haine; pendant les débats, il a cru comprendre que
c'était sa femme qui avait provoqué sa séquestration, et le
regard dont il a enveloppé, à ce moment, la malheureuse
montre assez que sur elle désormais se reportera tout son
ressentiment. En effet, à quelque temps de là il se précipite
sur elle pendant la nuit et lui fait une large plaie à la gorge
avec un rasoir.

Ce roman nous paraît des plus instructifs, tant au point
de vue des dangers que font courir à leurs familles et à la
société les aliénés raisonnants, dits lucides, laissés en liberté,
qu'à celui des inconvénients de la procédure suivie, en ce
matières, en Angleterre, et que certaines personnes voudraient introduire en France.

Nous ne savons pas si l'auteur a eu l'intention de faire la critique de cette procédure; mais à coup sûr, qu'il l'ait voulu ou non, son récit pathétique et émouvant la condamne.

Quoi qu'on en puisse dire, la folie n'est pas autre chose qu'une maladie, et son diagnostic est uniquement une question médicale. Les affections de l'encéphale ne doivent pas, à ce point de vue, être soumises à une autre juridiction que les autres maladies. Personne n'aurait l'idée de demander à un jury de se prononcer sur le diagnostic d'une fracture ou d'une maladie de poitrine; personne ne voudrait admettre les gens atteints de péritonite ou de fluxion de poitrine à discuter eux-mêmes, en public, la nature de leur affection ou le traitement qui lui convient.

Pourquoi appliquerait-on, par une exception unique, à la détermination des maladies qui, en frappant les organes cérébraux, entraînent le trouble des facultés intellectuelles, les mêmes procédés que lorsqu'il s'agit de punir un assassin, de juger un voleur ou de régler l'indemnité due à un propriétaire exproprié.

Dans un cas comme celui de Tremlett, par exemple, les preuves d'une folie incontestable n'étaient-elles pas trop nombreuses pour qu'elles aient pu être méconnues, si la décision avait dépendu de médecins expérimentés, ou de magistrats rendus compétents par la connaissance préalable de ce genre de questions? Au lieu de cela, elle appartenait à des hommes intelligents et honorables sans doute, mais désignés par le hasard, complétement étrangers à toute étude psychologique, accessibles à tous les entraînements de l'émotion, à toutes les séductions de l'éloquence, et trompés par ce mirage ils font rendre la liberté à un fou qui en profite bientôt pour tuer celle qui a le plus travaillé à sa défense.

D'un autre côté, toute question médicale comporte, dans

les limites du possible, la condition du secret. Qu'en raison
des mesures exceptionnelles qu'exige le traitement des aliénés, tout placement, volontaire ou non, dans un asile, soit
porté à la connaissance des fonctionnaires de l'ordre administratif et judiciaire du pays, tenus comme le médecin à
une discrétion relative, c'est ce que nous approuvons entièrement. Mais c'est là une tout autre chose que de donner à
l'existence d'une affection mentale, souvent passagère, la
publicité d'un débat à portes ouvertes, et de livrer les secrets
les plus intimes d'une famille honorable en proie à la ma-
lignité du public. Que l'on consulte toutes celles qui y ont
un intérêt personnel, et l'on verra avec quel empressement,
souvent exagéré, elles solliciteront le mystère et la discrétion.

Enfin, combien de malades ne trouveraient pas, comme
Tremlett, dans les émotions, les fatigues ou les incidents
d'une audience publique, une cause de surexcitation mentale, ou bien un nouvel aliment à leurs conceptions délirantes ?

En dehors même de ces considérations générales, et pour
nous arrêter un instant, d'une manière plus particulière,
sur le rôle du médecin dans les questions judiciaires, nous
trouvons, dans le livre qui nous occupe, des renseignements
qui ne sont pas de nature à nous faire porter envie à la procédure anglaise. A coup sûr, ce n'est pas pour un médecin
français une partie de plaisir, que de déposer en justice
devant un tribunal ou une cour d'assises. Mais c'est un
devoir dont l'accomplissement n'a rien qui l'effraye; car
il sait qu'en parlant suivant sa conscience et ses connaissances professionnelles, il est sûr de voir ses déclarations
reçues avec égards par des personnes qui ne manqueront
envers lui ni de convenance, ni même d'une certaine défé-
rence.

Il n'en est pas de même chez nos voisins. Après avoir

répondu aux questions du magistrat qui préside la cour, le médecin, témoin ou expert, est livré aux interrogations directes des avocats des deux parties (*examination* et *cross examination*), qui peuvent avoir intérêt à atténuer la valeur de ses déclarations en l'embarrassant par des questions imprévues, et en l'attirant, à force d'arguties, dans un dédale de raisonnements spécieux, d'où il a bien de la peine à se tirer sans tomber dans quelque amphibologie ou quelque contradiction. C'est donc une lutte corps à corps qu'il a à soutenir successivement avec deux adversaires, plus rompus que lui à toutes les tactiques de l'argumentation, à toutes les pratiques du palais, lutte dans laquelle la victoire est sans aucun avantage pour lui, tandis que la défaite peut faire éprouver à ses intérêts et à sa considération un dommage sérieux.

En présence d'une pareille situation, qu'y aurait-il d'étonnant à ce que beaucoup de médecins, en Angleterre, prissent le parti de se récuser lorsqu'on les consulte pour des aliénés, et qu'on leur demande des certificats de placements, afin de se prémunir ainsi par l'abstention contre les désagréments éventuels d'une réclamation judiciaire et d'un débat public? Et ne doit-on pas craindre que, si les praticiens les plus consciencieux et les plus éclairés venaient à s'éliminer ainsi volontairement, l'exercice de l'art, en pareille matière, ne tombât entre des mains moins dignes et moins scrupuleuses, et ne perdît ainsi de la confiance et du respect dont il doit être entouré?

Arrivés au terme de cette étude sur les romans relatifs à la médecine légale des aliénés, nous pouvons dire que les auteurs qui ont voulu faire croire à la possibilité des séquestrations arbitraires ont été obligés d'accumuler trop d'invraisemblances pour que leur assertion puisse être raisonnablement admise, en sorte que même dans la fiction, il n'y a pas une seule plainte de ce genre solidement motivée.

D'autre part, un rapide coup d'œil jeté sur un roman anglais, où tout ce qui se rapporte à la folie est représenté d'une manière parfaitement conforme à la réalité, nous a fait voir les dangers d'une trop grande liberté laissée aux aliénés, et par la comparaison de nos institutions avec celles de l'Angleterre, nous a ôté tout désir de porter envie à ces dernières.

Ici se termine la partie analytique de notre étude. Ce sont donc nos opinions personnelles que nous ferons connaître dans la suite de ce travail.

TROISIÈME PARTIE.

LÉGISLATION.

Programme des améliorations à apporter à la loi du 30 juin 1838.

Nous considérons comme acquises les propositions suivantes :

1° Les accusations portées contre l'application de la loi du 30 juin 1838 sont injustes et sans fondement.

2° Toute tentative de séquestration arbitraire se heurterait à des difficultés d'exécution à peu près insurmontables.

3° En supposant même qu'une séquestration arbitraire ait pu être effectuée, il serait impossible d'en prolonger la durée au delà d'un délai fort bref.

4° Prétendre qu'un séjour de quelques heures, au milieu des malades d'un asile d'aliénés, peut rendre folle une personne antérieurement raisonnable, c'est faire une supposition toute gratuite, ne s'appuyant sur aucune preuve, ni sur aucun commencement de preuve, et en contradiction avec des faits nombreux, d'une constatation facile.

5° En fait, depuis trente ans que la loi est mise en pratique, et alors qu'elle a été appliquée plus de 270 000 fois, il n'y a pas eu, en France, un seul cas de séquestration arbitraire dans un asile d'aliénés, juridiquement constaté, ni un seul médecin ou directeur d'asile condamné pour application abusive de cette loi.

La législation en vigueur peut donc être considérée comme à peu près irréprochable dans ses résultats, et nous comprenons très-bien, d'après cela, l'opinion qui consiste à soutenir qu'il faut se garder d'y apporter aucune modification, et se contenter pour l'avenir de ce qui a si bien réussi dans le passé.

Mais, d'autre part, s'il est établi que la loi actuelle donne de bons résultats, il n'est nullement démontré qu'il n'y ait pas moyen de faire, à certains égards, mieux encore qu'on ne fait aujourd'hui. En outre, sans critiquer rien de ce qui existe, on peut dire qu'une pratique de trente ans a révélé dans cette œuvre, comme dans toute œuvre humaine, certaines lacunes qu'il serait avantageux de combler (1). Améliorer ce qui est, et y introduire ce qui y manque, tel est donc le but que l'on doit se proposer, si l'on se décide à reviser la loi du 30 juin 1838.

Or, cette révision paraît aujourd'hui certaine. Elle est demandée et attendue par un grand nombre de personnes ; elle a été, en quelque sorte, officiellement annoncée par M. de Bosredon, secrétaire général du ministère de l'intérieur, dans un rapport (2) à la suite duquel les ministres de l'intérieur et de la justice se sont entendus pour nommer une commission supérieure, « chargée d'étudier les diverses questions relatives à la loi sur les aliénés, et notamment celles qui ont été renvoyées par le Sénat à l'examen des deux ministres. »

_____

(1) Parchappe, dont personne ne saurait contester la parfaite compétence en pareille matière, a déjà émis cette opinion. « S'il est permis d'affirmer, dit-il, que la législation de 1838 ne mérite pas les reproches qui lui ont été fréquemment adressés, et qu'elle atteint, dans des conditions efficaces de garantie pour la liberté individuelle, le but qu'elle s'est proposé, il n'en faudrait pas conclure qu'elle ait ainsi, du premier coup, atteint la perfection, ni surtout qu'elle ait donné la solution définitive et complète de toutes les difficultés pratiques qui se rattachent à la séquestration publique et privée des aliénés ». *Dictionnaire encyclopédique des sciences médicales*, Paris, 1865, t. III, p. 60.

(2) *Journal officiel* du 15 février 1869.

En pareilles circonstances, ne rien faire est presque impossible; mais ce qu'il importe surtout, c'est de ne pas gâter ce qui est bon, et de profiter de cette occasion pour ne laisser sans solution aucune des questions de quelque importance qui se rattachent à la législation des aliénés et à l'organisation des asiles.

Cette révision devrait donc avoir pour but d'une manière générale :

1° De rassurer le public qui est prévenu, à tort sans aucun doute, mais qui n'en est pas moins prévenu contre les asiles, et de regagner sa confiance en lui démontrant, par une discussion solennelle devant le Corps législatif et le Sénat, que l'on se préoccupe de mettre la loi sur les aliénés en rapport avec les idées et les besoins actuels, et d'entourer cette loi d'exception des garanties les plus rassurantes.

2° D'ôter un prétexte d'attaque aux journaux hostiles qui, depuis quelques années, lorsqu'ils sont à court de questions politiques plus importantes, ne manquent pas de remplir leurs colonnes avec des accusations contre la loi de 1838.

Mais, on le comprend, c'est là un programme bien vaste et bien indéterminé; il est donc indispensable d'en préciser les lignes et d'indiquer nettement chacun des *desiderata* auxquels il convient de satisfaire.

A notre avis, on devrait, en revisant la loi sur les aliénés, se proposer d'obtenir la série des améliorations pratiques suivantes :

1° Faire cesser l'isolement dans lequel se trouvent les médecins aliénistes quand il s'agit de défendre la loi de 1838 et ses applications, et pour cela associer à leur responsabilité et rendre solidaires de leur pratique les magistrats, qui, aujourd'hui, sont souvent disposés à se tourner contre eux, faute d'être suffisamment initiés à ce qui se fait dans les asiles et d'y avoir une participation suffisante; faire, en un mot, que cette œuvre soit en partie la leur, afin qu'ils la défendent au lieu de l'attaquer.

2° Donner plus d'importance à celui de tous les modes de surveillance sur les asiles qui a le plus d'efficacité, c'est-à-dire à l'action des inspecteurs généraux délégués par le ministre, en leur donnant une existence légale et une délégation permanente, en prescrivant que chaque asile sera inspecté par l'un d'eux au moins une fois chaque année, et en publiant, aussi chaque année, un rapport faisant connaître le résumé de leurs opérations et l'état général du service.

3° Faciliter le bon recrutement du personnel médical et administratif des asiles publics d'aliénés en le centralisant tout entier dans les mains du ministre de l'intérieur, et en établissant, pour ceux qui en font partie, des règles uniformes d'admission, d'avancement et de retraite.

4° Favoriser le placement hâtif des aliénés indigents, et par là le traitement de leur maladie avant qu'elle ne soit devenue incurable, en exonérant les communes d'une partie de la dépense à leur charge, toutes les fois que, par les soins de l'autorité communale, le placement aura lieu à une époque très-rapprochée du début de l'affection.

5° Étendre aux aliénés non indigents placés dans les asiles privés, le bénéfice de l'administration provisoire, fonctionnant d'emblée, sans attendre les délais inséparables d'un jugement spécial à chaque cas, après entente préalable du conseil de famille.

6° Ordonner que le mari sera de droit l'administrateur provisoire des biens de sa femme non interdite et placée dans un asile.

7° Ordonner que le mobilier ne pourra jamais être vendu, sans qu'une enquête ait constaté l'état mental actuel de l'aliéné séquestré.

8° Rendre l'action du curateur plus fréquente et plus efficace.

9° Prescrire qu'aucun jugement d'interdiction ne pourra être rendu sans que des médecins aient été entendus à titre d'experts.

10° Ordonner des mesures de surveillance et des garanties à l'égard des aliénés non légalement séquestrés, et notamment de ceux que les familles placent hors de chez elles, ailleurs que dans les asiles.

11° Autoriser le placement provisoire dans les asiles, à titre d'observation, des prévenus dont l'autorité judiciaire juge à propos de faire examiner l'état mental.

12° Soumettre à des mesures légales spéciales les individus dits *aliénés criminels*.

Après avoir ainsi énoncé le sommaire de toutes les améliorations qu'il nous paraît désirable d'introduire dans la loi, nous reprendrons ces articles un à un, nous efforçant, pour chacun d'eux, d'établir la réalité du besoin que nous signalons et d'indiquer le meilleur moyen d'y satisfaire.

I

Formalités d'admission dans les asiles.

Faire cesser l'isolement dans lequel se trouvent les médecins aliénistes quand il s'agit de défendre la loi de 1838 et ses applications, et pour cela associer à leur responsabilité et rendre solidaires de leur pratique les magistrats, qui, aujourd'hui, sont souvent disposés à se tourner contre eux, faute d'être suffisamment initiés à ce qui se fait dans les asiles et d'y avoir une participation suffisante ; faire, en un mot, que cette œuvre soit en partie la leur, afin qu'ils la défendent au lieu de l'attaquer.

Cet article est celui de tous qui paraît être de nature à soulever les plus grandes difficultés d'exécution. Depuis longtemps, eu effet, beaucoup d'esprits se préoccupent de l'idée de « demander à la magistrature une plus large intervention », comme le dit M. de Bosredon (rapport du 12 février 1869), d'accord avec M. Suin (rapport au Sénat du 2 juillet 1867); mais on a été jusqu'ici loin de s'entendre sur les moyens à adopter pour régler cette intervention, et plusieurs de ceux qui ont été proposés, seraient plus féconds en inconvénients qu'en avantages.

Il y a donc là une question qui mérite d'être étudiée d'une manière toute spéciale.

Avant d'exposer notre opinion à cet égard, nous déclarons hautement ne vouloir rien proposer qui diminue les attributions légitimes du médecin, ni qui permette à personne de s'immiscer dans des questions où chaque praticien ne relève que de sa conscience.

Or, quel est ce domaine exclusif au médecin? C'est le traitement de la maladie, et rien que cela. A cet égard, il doit être complétement indépendant.

Il n'en est pas de même en ce qui concerne le placement des malades dans les asiles, leur maintien, leur sortie. Dans toutes ces questions, le médecin donne son opinion, et rien de plus. Il n'est qu'expert et n'a pas de décision à prendre, hors le cas de guérison. C'est ce qui ressort de la façon la plus nette du texte de la loi et de sa discussion devant les Chambres. Le placement est décidé, dans l'état actuel des choses, sur une série de documents dont fait partie le certificat d'un médecin étranger à l'asile, soit par le directeur à la demande de la famille (placement volontaire), soit par le préfet (placement d'office).

Ce placement est soumis au contrôle de l'autorité judiciaire; nous avons démontré précédemment que la loi est formelle à cet égard (voy. p. 50 et 57). Aux citations empruntées à M. Vivien, nous ajouterons encore l'autorité du passage suivant du rapport présenté à la Chambre des pairs par M. de Barthélemy. Parlant du pouvoir qu'a le préfet d'ordonner les placements d'office, le rapporteur s'exprime ainsi : « Il faut à ce pouvoir un contrôle, un correctif. Ce contrôle doit se trouver dans le pouvoir judiciaire, dont l'intervention ne doit rencontrer aucun obstacle quand il s'agit du plus précieux des droits des citoyens. Mais ce n'est pas seulement contre les placements ordonnés par l'autorité publique qu'elle doit pouvoir être invoquée ; il est essentiel qu'elle le soit aussi dans le cas de placements volontaires, pour empêcher qu'un individu ne soit victime d'une espèce de complot de famille et d'une collusion coupable de la part des chefs d'établissements (1). »

Aujourd'hui, ce correctif, ce contrôle s'exerce :

1° Par l'envoi au procureur impérial des pièces qui annoncent l'admission d'un malade dans un asile. Mais ce n'est là qu'une formalité, qu'un renseignement reçu et mis de côté pour servir en cas de besoin, et n'entraînant aucune constatation immédiate de l'état de la personne placée.

2° Par des visites dans l'asile, facultatives pour le président du tribunal et le juge de paix, obligatoires pour le procureur impérial. Mais ces visites sont éloignées les unes des autres ; elles embrassent la totalité des personnes séquestrées ; il est impossible que le magistrat aille à la recherche d'abus que l'on voudrait lui cacher, ou s'entretienne avec tous les malades. Il ne peut, dans ces visites à longue distance, se rendre compte de l'état individuel de chaque aliéné, et, en fait, il ne s'occupe guère que de quelques-uns d'entre eux, connus pour avoir toujours des réclamations à faire, et qui, par un séjour plus ou moins prolongé dans l'asile, ont souvent appris à cacher leur délire et à simuler la raison.

3° Par les jugements que le tribunal rend, en chambre

(1) *Moniteur* du 4 juillet 1837, p. 1775, 1ʳᵉ colonne.

du conseil, conformément à l'article 29 de la loi. Mais ces jugements sont très-exceptionnels, et ils ont toujours besoin d'être spécialement provoqués par une enquête et une procédure particulière.

Le contrôle de l'autorité judiciaire est donc, dans l'état actuel de la législation, toujours consécutif au placement, sans date fixe, et sauf le dernier cas, il est collectif, en aucune façon individuel.

Par conséquent, l'autorité judiciaire peut toujours dire, pour la totalité des aliénés placés, qu'elle a été complétement étrangère à leur placement ; et pour la presque totalité des aliénés maintenus, qu'elle n'est nullement au courant de ce qui les concerne.

Ce sont précisément ces conditions qu'il nous paraîtrait opportun de modifier en rendant le contrôle de l'autorité judiciaire constamment individuel, et antérieur ou tout au moins immédiatement consécutif au placement.

Le rôle du médecin ne serait pas modifié, mais son isolement cesserait : dès l'admission, la justice n'aurait à s'étonner de rien ; elle aurait contribué à la séquestration ; elle y aurait pris une part de responsabilité ; à moins de se déjuger complétement, elle devrait, en cas d'attaque, la justifier et la défendre ; elle ne pourrait plus donner à entendre que certains médecins ont toujours et quand même le travers de voir la folie là même où elle n'existe pas.

Nous pensons qu'au point de vue théorique, les idées que nous venons d'exposer, soulèveront peu d'objections ; mais il reste à examiner si elles sont facilement susceptibles d'être mises en pratique. Pour nous, nous croyons que cela ne serait pas aussi difficile qu'on semble se le figurer.

En effet, dans un très-grand nombre de cas, le placement d'un aliéné dans un asile se fait avec une certaine lenteur, après des hésitations, des enquêtes, des délais successifs, en un mot à loisir. Dans tous ces cas, il n'y aurait pas d'obstacle sérieux à ce que, dans cet intervalle, on fût astreint à accomplir une formalité de plus, à condition que celle-ci n'exigeât pas beaucoup de temps. C'est dans toutes les circonstances où les choses se passent ainsi, que nous proposerions de faire intervenir l'autorité judiciaire avant le placement, pour en constater la convenance et en partager la responsabilité.

Dans un certain nombre de cas, que des calculs approximatifs nous font estimer à environ 25 pour 100, il est au contraire indispensable que le placement ait lieu tout de suite, parce que tout retard peut être excessivement dangereux. Pour ces cas, nous proposerions d'autoriser le placement d'urgence, à titre provisoire, dans les conditions actuellement prescrites par la loi, mais à condition que l'autorité judiciaire fût appelée immédiatement, et individuellement pour chaque cas, à vérifier cette urgence et à valider la décision prise.

Mais par qui serait exercée et en quoi consisterait cette intervention ?

Nous repoussons, d'une manière absolue, tout jugement public rendu par un tribunal quelconque, la publicité étant en opposition flagrante avec le respect dû à l'infortune du malade et à la dignité de la famille, avec les intérêts de tout le monde et avec les convenances les plus élémentaires.

Un jugement rendu en chambre du conseil aurait moins d'inconvénients ; mais, dans la pratique, il serait sans doute très-difficile d'obtenir un si grand nombre de jugements, sans être exposé à de très-longs délais, et la procédure seule à laquelle il faudrait se soumettre serait tout à fait hors de propos.

Reste donc l'intervention individuelle d'un magistrat agissant isolément, et pour notre compte nous la croyons parfaitement suffisante. Mais quel sera ce magistrat?

Ce ne peut être que le président du tribunal, le procureur impérial ou le juge de paix.

Il y aurait, à certains égards, intérêt à choisir ce dernier, parce qu'il y a un juge de paix dans chaque canton, et que son action pourrait être plus prompte et plus directe, surtout dans les campagnes éloignées, que celle des magistrats qui siégent au chef-lieu de l'arrondissement. Mais, par contre, l'autorité de ceux-ci est plus grande, la garantie résultant de leur concours plus complète. Par le même motif, ayant à nous décider entre le président du tribunal et le procureur impérial, nous serions disposé à donner la préférence au premier, la magistrature assise et inamovible imposant, encore plus que la magistrature debout, la confiance et le respect, par l'indépendance et l'impartialité de sa justice distributive. C'est donc le président du tribunal qu'il nous paraîtrait le plus avantageux de faire intervenir, en faisant remarquer, toutefois, que l'éloignement de ce magistrat devrait faire admettre, dans les campagnes, une plus grande fréquence de placements d'urgence, sans intervention préalable, que si l'on n'avait eu à s'adresser qu'au juge de paix.

Enfin, quelle sera la nature de cette intervention ?

Différents procédés ont été mis en avant ou peuvent être imaginés. C'est ainsi que l'on pourrait demander :

Ou que le magistrat allât lui-même voir chaque aliéné que l'on se proposerait de placer dans un asile, afin de se rendre compte de son état;

Ou qu'il le fît amener devant lui;

Ou qu'il chargeât un ou plusieurs médecins de son choix d'examiner son état mental;

Ou qu'il fît constater les actes de folie par une enquête, soit du commissaire de police, soit du juge de paix;

Ou enfin qu'il se contentât de recevoir le témoignage d'un certain nombre de personnes dignes de foi.

Nous n'avons pas besoin d'entrer dans une longue discussion pour démontrer qu'aucun de ces procédés ne mérite d'être adopté, à l'exclusion des autres. Chacun pourrait être bon dans un certain nombre de cas, et complétement inapplicable dans beaucoup d'autres ; imposer l'un d'eux comme règle générale serait le meilleur moyen de rendre la mesure ordinairement impraticable.

Mais on peut bien se passer ici d'une règle absolue, et la loi du 30 juin 1838 nous offre, sous ce rapport, un excellent précédent à suivre. L'article 29, lorsqu'il s'agit de faire statuer sur une enquête demandant la sortie d'un aliéné placé dans un asile, dit seulement que le tribunal se prononcera *après les vérifications nécessaires*. La nature de ces vérifications n'est pas fixée, et le tribunal, parfaitement libre d'agir comme il le croit le plus convenable, suit une marche qui varie suivant les cas. Tantôt le président, ou l'un des juges se rend à l'asile afin de voir le malade ; tantôt celui-ci est appelé à la chambre du conseil ; tantôt l'examen est confié à un médecin ou à une commission composée de plusieurs médecins ; tantôt enfin, dans un cas de folie notoire par exemple, ou lorsqu'un jugement de même nature a déjà été rendu très-récemment, la procédure est très-expéditive, et la décision est prononcée sans longues formalités. Cette faculté laissée au tribunal de choisir le mode de vérifications nécessaire est un précieux avantage et répond parfaitement à la diversité des indications que présente chaque cas particulier.

Par des motifs identiques, la même latitude devrait être laissée au président chargé d'intervenir avant le placement. Il serait libre d'éclairer sa religion de telle manière qu'il croirait devoir le faire, sachant seulement qu'il est tenu de se livrer aux *vérifications nécessaires*.

Resterait encore à dire sous quelle forme il interviendrait.

Prononcerait-il un arrêt? Prendrait-il une décision? Délivrerait-il une autorisation? Donnerait-il un ordre?

Nous croyons qu'aucune de ces formes ne serait convenable; car toutes, fort analogues entre elles, donneraient à son intervention un autre caractère que celui qui nous semble devoir lui appartenir.

Suivant nous, en effet, le magistrat ne devrait être, comme aujourd'hui, chargé que d'une chose, du contrôle des décisions prises par la famille ou par l'autorité administrative. Il ne devrait rien décider par lui-même, mais seulement contrôler les décisions prises en dehors de lui. Protecteur des droits des citoyens, et notamment de la liberté individuelle, il devrait borner son rôle à celui que le Sénat conservateur remplissait, jusque dans ces derniers temps, à l'égard de la Constitution. Comme lui, il examinerait les actes au passage, afin de voir s'ils ne sont pas inconciliables avec ce qu'il a mission de faire respecter. Prévenu qu'on a l'intention de placer tel individu dans un asile d'aliénés, et mis en demeure de se prononcer sur cette mesure, il déclarerait qu'après vérifications faites, *il ne s'oppose pas* à ce que le placement ait lieu; sa déclaration ne serait pas motivée.

Tel est, en définitive, le mode d'intervention qui nous paraîtrait répondre le mieux aux exigences et aux difficultés du contrôle individuel, antérieur à chaque placement fait à loisir.

Pour les placements exécutés d'urgence, d'une manière provisoire, le procédé pourrait être fort analogue. Ils seraient notifiés dans les vingt-quatre heures au président qui, dans un délai de quelques jours, devrait faire les vérifications nécessaires, et, s'il trouvait la séquestration justifiée, déclarerait qu'il ne s'oppose pas au maintien du malade placé. Même latitude lui serait donnée quant aux moyens de s'éclairer.

Dans le cas où le président croirait devoir s'opposer soit au placement projeté, soit au maintien du placement provisoire, le fait seul de sa déclaration d'opposition saisirait le tribunal, qui statuerait dans la forme de l'article 29.

Comme dernière remarque, nous rappellerons que de toutes les lois spéciales sur les aliénés existant en Europe, la loi française est, à l'exception de ce qui se fait dans le canton de Neufchâtel pour les habitants du canton, celle qui exige, pour le placement volontaire d'un aliéné dans un asile, les formalités les moins nombreuses. En Angleterre, il faut les certificats de deux médecins ayant vu séparément le malade. En Belgique, la demande doit être signée par le bourgmestre du domicile de l'aliéné. En Hollande, le placement doit toujours être ordonné par le président du tribu-. nal, et à Genève par le lieutenant de police ; en Suède et en Norvége enfin, la demande doit être accompagnée d'une attestation du pasteur (1). Et cependant dans tous ces pays, on a des aliénés à soigner et on les place dans des asiles spéciaux. Il n'y a donc pas d'impossibilité à ce que chez nous aussi, une formalité soit ajoutée à celles qui existent aujourd'hui. Celle que nous proposons, serait, croyons-nous, d'une application facile et constituerait, nous en avons la conviction, un perfectionnement réel à la législation actuelle. Elle donnerait pleine satisfaction aux scrupules des personnes qui pensent que la loi laisse quelque chose à désirer sous le rapport des garanties données à la liberté individuelle, et elle associerait la responsabilité du magistrat à celle de la famille, de l'administration et des médecins.

Dans ce qui précède, nous avons eu spécialement en vue les placements volontaires, parce que ce sont eux, surtout,

(1) Voy. Lunier, *Des placements volontaires dans les asiles d'aliénés. Étude sur les législations française et étrangère* (*Annales médico-psychologiques*, juillet 1868). — J. Falret, *Des législations étrangères sur les aliénés* (*Archives générales de médecine*, octobre 1869).

qui sont devenus suspects, et contre lesquels les magistrats eux-mêmes sont le plus souvent prévenus.

Quant aux placements d'office, ils sont l'objet de moins de réclamations, ou plutôt celles qui s'élèvent contre eux sont encore moins vraisemblables que les autres. Il n'y aurait donc pas de grave inconvénient à laisser subsister à leur égard les formalités actuelles, et à réserver celles que nous proposons pour les placements effectués par la famille. Néanmoins, afin de rendre les conditions égales pour tous et de couper court à toute récrimination, il nous semblerait préférable d'appliquer les mêmes règles à tous les malades, qu'ils soient placés d'office ou volontairement ; l'exercice du contrôle juciciaire ne présenterait pas plus de difficultés dans un cas que dans l'autre (1).

Disons encore quelques mots de la possibilité de mettre en pratique les nouvelles mesures. D'après les statistiques, le nombre annuel des placements est actuellement en France en chiffres ronds de 10 000, sur lesquels les deux tiers sont des placements d'office et un tiers des placements volontaires. Le nombre de ces derniers serait donc de 3300, sur lesquels environ 800 concernent le département de la Seine. Il en reste par conséquent 2500 pour la totalité des autres départements, partagés en 372 arrondissements, ce qui ferait une moyenne de 6 à 7 affaires de ce genre, par an, dans chaque arrondissement. Le nouveau devoir imposé à cet égard au président du tribunal ne serait donc pas un sur-

(1) MM. Isambert, Salverte, Huc et Tanon ont déjà proposé de faire intervenir le président pour tout placement dans un asile d'aliénés ; mais les trois premiers voudraient qu'il y ait un jugement de rendu, ce qui est tout à fait contraire à notre manière de voir. La proposition de M. Tanon se rapproche beaucoup plus de la nôtre, mais il demande une ordonnance et nous voudrions une simple déclaration de non opposition. Enfin, notre projet diffère de celui de M. Suin, en ce que ce dernier ne fait intervenir que le juge de paix, tandis que nous croyons devoir recourir au président du tribunal.

croît de charges bien considérable. Là, du reste, où les cas sont les plus fréquents, c'est-à-dire dans les grandes villes, le président est entouré d'un personnel plus nombreux, et pourrait, au besoin, déléguer un des vice-présidents ou l'un des juges pour le suppléer. Alors même que la formalité dont nous parlons serait applicable aux placements d'office, cela ne porterait le nombre annuel de ces affaires qu'au chiffre de 20 à 25 en moyenne par arrondissement, ce qui ne dépasserait pas, croyons-nous, ce qu'il est possible de demander à un tribunal.

Quant à Paris, où le nombre total des placements a été, en 1860, de 2666, sur lesquels 1928 étaient d'office et 738 volontaires, des mesures spéciales devraient nécessairement être prises pour rendre possible l'application des nouvelles formalités; mais il est à remarquer aussi que nulle part la justice ne dispose d'un aussi grand nombre de fonctionnaires; et alors même que la création d'un nouveau poste serait nécessaire, il faudrait bien accepter cette nécessité, du moment où la loi l'aurait rendue obligatoire.

Remarquons encore que si cette mesure était étendue aux placements d'office, elle serait singulièrement simplifiée, à Paris, par la concentration, au dépôt de la préfecture de police, de presque tous les malades qui entrent d'office dans les asiles du département. Si l'intervention médicale, pour ces placements, n'exige la présence d'un médecin qu'une heure environ par jour, celle de l'autorité judiciaire ne serait probablement pas plus longue.

Nous ne quitterons pas l'important sujet des formalités à observer, lors d'un placement volontaire dans un asile d'aliénés, sans signaler, dans la loi actuelle, une anomalie singulière qui ne paraît pouvoir s'expliquer que par un oubli ou une distraction au moment de la rédaction de l'article 8. Le paragraphe 7 de cet article, en parlant des conditions que devra remplir le certificat médical délivré à fin de pla-

cement, déclare que ce certificat ne pourra pas être admis
« si le médecin signataire est parent ou allié, au second
degré inclusivement, des chefs ou propriétaires de l'établissement, ou de la personne qui fera effectuer le placement. »

La personne à placer, elle-même, n'est pas mentionnée
dans ces conditions d'exclusion, bien que dans l'esprit de
la loi il semble évident qu'elle surtout aurait dû l'être.
L'article étant rédigé tel qu'il l'est, un médecin pourrait
délivrer, lui-même, un certificat pour faire enfermer sa
femme, ses père et mère, ses propres enfants, à condition
que la demande de placement fût faite soit par un ami, soit
par un parent ou allié à plus du second degré, ce qui est
toujours facile. Nous ne croyons pas que, dans la pratique,
le fait se soit jamais rencontré, mais il est hors de doute
qu'en présence du texte de l'article 8, il n'y aurait aucune
objection légale à opposer à un pareil certificat. Nous
croyons donc que ce serait compléter la loi d'une manière
parfaitement d'accord avec l'ensemble de son esprit, que
d'ajouter à la fin de ce paragraphe 7 « ou de la personne à
placer ».

Quant au certificat, pris en lui-même, il serait essentiel que sa rédaction fût toujours parfaitement nette et
explicite. C'est ce qui n'a pas lieu constamment. La
loi a beau dire que ce certificat doit indiquer les particularités de la maladie, on n'y trouve bien souvent que des
énonciations vagues et abstraites qui apprennent très-peu
de chose sur l'état réel du malade et sur la nature de ses
actes. En Angleterre, on est plus exigeant et l'on demande
des faits. La loi a prescrit, elle-même, un modèle de certificats, où le médecin est obligé de remplir deux cases ayant
pour titre, l'une : *Faits indiquant la folie, observés par moi-
même* ; et l'autre : *Faits indiquant la folie, communiqués par
d'autres personnes*. En présence de cette nécessité pratique,
il faut bien sortir des généralités et formuler des faits. Il

serait très-utile qu'une obligation semblable pût être introduite chez nous.

II

Surveillance des asiles.

Donner plus d'importance à celui de tous les modes de surveillance sur les asiles qui a le plus d'efficacité, c'est-à-dire à l'action des inspecteurs généraux, délégués par le ministre, en leur donnant une existence légale et une délégation permanente, en prescrivant que chaque asile sera inspecté par l'un d'eux au moins une fois chaque année, et publiant aussi, chaque année, un rapport rédigé par eux, sur l'état général du service.

Si le premier soin des législateurs qui ont eu à s'occuper des aliénés, a été d'ordonner la création d'asiles destinés à les recueillir et à les traiter, on peut dire que la préoccupation qui a immédiatement succédé dans leur esprit, a été celle d'organiser une surveillance rigoureuse sur ces établissements.

Les procédés adoptés dans cette intention sont loin d'être les mêmes dans les différents pays ; mais tous se proposent le même but, celui de protéger la liberté individuelle des citoyens, d'entourer le traitement des aliénés de toutes les garanties possibles, et de veiller à la bonne administration des asiles qui leur sont ouverts. Dans un travail récent, M. J. Falret a exposé les systèmes de surveillance sur les asiles organisés par les lois spéciales d'Angleterre, de Belgique, de Hollande, de Suède et de Norvége, et fait ressortir les traits caractéristiques de chacun d'eux (1).

En France, le mode de surveillance à exercer sur les asiles résulte de l'article 4 de la loi du 30 juin 1838, et des articles 1, 2, 4 et 5 de l'ordonnance royale du 18 décembre 1839.

(1) J. Falret, *Archives générales de médecine,* octobre 1869.

Cette dernière institue auprès de chaque asile public ou de chaque quartier d'hospice en faisant fonction, une commission de surveillance chargée d'opérer un contrôle permanent sur toutes les portions du service. Une circulaire ministérielle du 15 janvier 1860 a rendu la même mesure applicable aux asiles privés faisant office d'asiles publics, c'est-à-dire recevant les aliénés d'un ou de plusieurs départements, d'après des traités passés en vertu de l'article 1er de la loi. Cette commission fait, à proprement parler, partie intégrante de l'organisation de l'asile ; elle donne son avis sur tous les actes de l'administration, et est associée à tout ce qui concerne l'établissement. Mais justement à cause de cette action continue, de cette association intime à tout ce qui se fait dans l'asile, le rôle de cette commission de surveillance est d'un caractère moins relevé et moins solennel que celui des visiteurs institués par l'article 4 de la loi du 30 juin 1838.

Cet article est ainsi conçu : « Le préfet et les personnes spécialement déléguées à cet effet par lui ou par le ministre de l'intérieur, le président du tribunal, le procureur du roi, le juge de paix, le maire de la commune, sont chargés de visiter les établissements publics ou privés consacrés aux aliénés.

Ils recevront les réclamations des personnes qui y seront placées, et prendront, à leur égard, tous renseignements propres à faire connaître leur position.

Les établissements privés seront visités, à des jours indéterminés, une fois au moins chaque trimestre, par le procureur de l'arrondissement. Les établissements publics le seront de la même manière une fois au moins par semestre. »

Certes, les précautions ne manquent pas, et si l'on peut faire un reproche fondé à cet article, c'est celui d'avoir divisé une même action entre trop de personnes différentes.

Déjà, dans la discussion de la loi, plusieurs orateurs l'avaient prévu, et avaient exprimé la crainte que les nombreux fonctionnaires, ainsi désignés pour visiter les asiles, ne se reposassent de ce soin les uns sur les autres, et que leur surveillance, à force d'être disséminée, ne devînt illusoire. La pratique, il faut bien l'avouer, n'a pas donné complétement tort à cette appréhension.

Il importe, nous l'avons déjà dit, de distinguer à cet égard entre les procureurs impériaux et tous les autres visiteurs. Pour ceux-ci les visites ne sont que facultatives, tandis que pour les premiers elles sont obligatoires ; aussi viennent-ils régulièrement dans les délais qui leur sont prescrits. Quant aux autres, nous ne ferons que signaler un fait bien connu en disant qu'ils viennent très-rarement. En plus de dix ans que nous avons passés dans cinq asiles publics différents, jamais nous n'avons vu le maire de la commune visiter un de ces établissements pour y exercer la surveillance ordonnée par l'article 4 ; une seule fois, un juge de paix l'a fait, et si le président est venu un peu plus souvent dans ces dernières années, il faut l'attribuer sans doute à la circulaire du garde des sceaux, adressée le 17 janvier 1866 aux magistrats de l'ordre judiciaire, pour leur rappeler les prescriptions de la loi du 30 juin 1838 qui les concernent, et aux instructions dans le même sens qui leur ont été, croyons-nous, réitérées depuis, à plusieurs reprises.

Du reste, les visites de tous ces magistrats n'ont qu'un but : rechercher s'il n'y a pas des séquestrations abusives, recueillir les plaintes des malades, s'assurer de la réalité du trouble intellectuel pour lequel on les retient. Ils laissent de côté toutes les questions de régime intérieur, et n'ont aucun droit de s'en mêler. Or, c'est de ce côté que des abus sont à craindre, bien plutôt qu'en ce qui concerne la liberté individuelle. Même en ne s'occupant que de cette dernière, nous avons déjà dit que, dans leurs visites, les magistrats sont dans l'impossibilité matérielle de s'assurer de l'état de tous les malades, qu'ils ne peuvent parler qu'à quelques-uns d'entre eux, et que c'est presque forcément sur les indications des chefs de l'établissement qu'ils savent quels sont ceux auxquels ils doivent s'adresser.

Le préfet a des attributions plus étendues; il a le droit et le devoir de s'occuper de tous les détails du service; il lui appartient de veiller à la stricte exécution de toutes les dispositions légales, de toutes les prescriptions ministérielles, de tous les articles du règlement. Mais son intervention personnelle est forcément limitée; il a trop d'autres devoirs à remplir pour pouvoir donner beaucoup de son temps à un objet unique; lors même qu'il vient de loin en loin visiter l'asile, il ne peut que faire une visite d'ensemble, sans entrer dans les détails; ou bien si une question spéciale réclame sa présence, il concentre sur elle son attention et n'a pas le temps d'en aborder d'autres. Ce n'est donc pas sur lui, personnellement, qu'il faut compter pour exercer une surveillance complète, efficace et compétente sur le service dans son ensemble et dans chacun de ses détails.

Ses délégués, prévus par la loi, pourraient sans doute le suppléer; mais, dans la pratique, il n'en est guère ainsi, sauf dans le département de la Seine, où il existe un inspecteur général spécial qui exerce une action directe et influente sur le service des aliénés du département.

Restent enfin les délégués du ministre, et en réalité ce sont eux qui exercent sur le service des asiles le seul contrôle rigoureux, vraiment complet et donnant des garanties sérieuses.

Déjà, avant de proposer aux Chambres une loi spéciale sur les aliénés, le gouvernement avait senti le besoin d'être renseigné sur la manière dont ces malades étaient traités dans les hospices où on les recevait; pour atteindre ce but, il avait créé en 1835 un poste d'inspecteur général du service des aliénés, et y avait appelé le docteur Ferrus.

Depuis que la loi du 30 juin 1838 est mise en pratique, tous les établissements recevant des aliénés, les asiles publics, les quartiers d'hospices, les asiles privés, sont soumis aux visites des inspecteurs généraux, et l'on peut dire, sans crainte d'être taxé d'erreur, que chacune de leurs inspections, dont la durée est presque constamment de plusieurs jours, constitue une opération des plus sérieuses.

Ayant à remplir des questionnaires imprimés, où toutes les obligations prescrites par la loi, par l'ordonnance, par le règlement, sont systématiquement classées et successivement énumérées, ils ne peuvent omettre ni oublier aucune question, même peu importante. Ils sont obligés de rendre compte de la manière dont chaque fonctionnaire accomplit ses devoirs, dont chaque branche du service est assurée. La connaissance des rapports antérieurs, faits sur le même asile, les met au courant sur tous les points de son existence ou de son administration qui appellent une attention spéciale, et leur indique la direction à donner à de nouvelles tentatives d'amélioration et de perfectionnement.

Aussi, les visites des inspecteurs généraux ne sont-elles pas seulement utiles pour contrôler le passé; elles sont aussi des plus précieuses pour faciliter l'avenir. Il est certaines questions qu'eux seuls peuvent lancer, des projets dont ils doivent prendre l'initiative; leur intervention a souvent pour résultat de résoudre bien des difficultés, d'apaiser des malentendus; c'est le plus ordinairement sur leurs propositions que le ministre peut faire les mutations utiles au service, régler l'avancement des fonctionnaires, provoquer des récompenses méritées. En un mot, c'est par l'intermédiaire des inspecteurs généraux que l'autorité supérieure connaît ce qui se passe dans les asiles d'aliénés; la série de leurs rapports constitue une histoire complète de l'ensemble du service en France, et de chacun des établissements en particulier.

Cette institution est donc excellente ; rend-elle cependant tous les services que l'on pourrait attendre d'elle ? Nous ne le pensons pas, et cela parce que les inspections ne sont pas assez fréquentes.

Jusqu'en 1848, il n'y a eu qu'un seul inspecteur général ; de 1848 à 1859, il y en a eu deux ; depuis cette époque il y en a trois.

Ces fonctionnaires ne peuvent consacrer à leurs tournées que quelques mois de l'année ; pendant tout l'hiver des fonctions déterminées par le décret du 15 janvier 1852 nécessitent leur présence à Paris.

L'inspection de chaque établissement, avons-nous dit, exige ordinairement plusieurs jours ; cela est vrai surtout pour les asiles publics, où les inspecteurs doivent pénétrer dans tous les détails de la gestion médicale, administrative, économique, pécuniaire. Il n'est pas rare que les plus importants de ces asiles les retiennent plus d'une semaine, et nous pourrions citer tel établissement où le nombre des affaires est si multiplié, qu'une inspection y dure d'ordinaire de vingt à vingt-cinq jours. Qu'à cela on ajoute le temps nécessaire pour les voyages, pour la rédaction des rapports, et l'on comprendra qu'il n'est pas possible aux inspecteurs de visiter un grand nombre d'établissements dans leur tournée annuelle.

Cela leur est d'autant plus difficile qu'ils sont en même temps chargés de surveiller, sous le point de vue de l'état sanitaire, les prisons et autres établissements pénitentiaires. Ces derniers étant beaucoup plus multipliés que les asiles d'aliénés, cette seconde partie de leur mission nécessite plus de déplacements et absorbe parfois autant de temps que les inspections des asiles.

Tous ces motifs réunis expliquent comment chaque asile n'est inspecté, en réalité, qu'à d'assez longs intervalles ; trois années le plus ordinairement, quatre ou cinq quelquefois séparent chacune de ces visites, et le bien que l'on serait en droit d'en attendre, se trouve ainsi considérablement amoindri.

Nous sommes convaincu qu'il y aurait grand avantage, et presque nécessité à ce que chaque asile fût inspecté une fois chaque année. C'est le terme que presque toutes les lois étrangères ont imposé aux agents qui, sous les titres différents de Commission supérieure, de Commission permanente, de Bureau des commissaires, sont chargés de surveiller le service des asiles d'aliénés dans les pays voisins de la France. C'est celui qui, dans notre propre pays, est fixé pour les inspections, dans la plupart des branches de l'administration.

Des inspections renouvelées chaque année, dans tous les asiles, constitueraient un contrôle assez sérieux et assez fréquent pour qu'il n'y ait plus moyen d'accuser les directeurs et les médecins d'exercer une autorité absolue, omnipotente, sans contre-poids ni surveillance. Elles feraient que des abus ne pourraient pas se continuer encore longtemps après avoir été condamnés ; que l'administration supérieure serait toujours suffisamment au courant des incidents de quelque importance survenant dans chaque asile.

Il serait très-difficile que le but que nous proposons pût être atteint avec le personnel actuel. Cependant, d'une part, la plus grande fréquence des inspections permettrait sans doute de les faire en moins de temps ; d'autre part la durée des tournées de chaque inspecteur pourrait être un peu allongée, en sorte que chacun d'eux parvînt à visiter chaque année un plus grand nombre d'établissements qu'aujourd'hui. Malgré cela, ils ne pourraient tout faire, et leur nombre devrait être augmenté. C'est encore là une de ces nécessités auxquelles il faudrait bien se plier, si la loi l'exigeait.

La plus grande fréquence des inspections est l'amélioration qu'il nous paraîtrait le plus urgent d'introduire dans cette partie du service, mais elle n'est pas la seule. Actuellement, croyons-nous, chaque inspecteur ne se rend dans un asile qu'en vertu d'une délégation spéciale du ministre, chaque fois renouvelée, et ne s'appliquant qu'à une seule inspection. A défaut de cette délégation spéciale, il n'aurait pas le droit, à strictement parler, d'être admis dans l'établissement, ni surtout d'y exercer une surveillance officielle. Dans maintes circonstances, il y aurait grand avantage à lui conférer, au lieu de cela, une délégation permanente qui lui permettrait, en tout temps, de se porter là où il croirait que sa présence est nécessaire pour signaler un abus ou proposer une amélioration.

Enfin, avons-nous dit, la série des rapports des inspecteurs généraux constitue la meilleure histoire du service des aliénés et des asiles qui leur sont consacrés; mais, il faut bien le reconnaître, c'est une histoire secrète, car les quelques lignes insérées chaque année dans le Livre-Bleu ne peuvent y initier d'une manière suffisante tous ceux que cela pourrait intéresser. En Angleterre, en Belgique, en Hollande aussi, croyons-nous, une publication spéciale fait connaître chaque année le résumé des opérations relatives à l'inspection des asiles. Il y aurait grand avantage à ce qu'une publication analogue fût faite dans notre pays. Sans doute, tout ce que les inspecteurs auraient vu et fait ne pourrait être livré au public, et certaines affaires devraient rester secrètes; mais ce sont là des exceptions, et pour le grand nombre la publicité ne présenterait que des avantages. Cette série de documents constituerait un ensemble des plus instructifs; elle permettrait la comparaison des établissements les uns avec les autres, faciliterait l'imitation des bonnes choses, ferait connaître les moyens employés avec succès pour éviter tel abus, tourner telle difficulté ; elle piquerait l'amour-propre des administrations locales, des conseils généraux, et serait, à bien des égards, une source de progrès.

Les mesures que nous proposons, périodicité annuelle des inspections, délégation permanente des inspecteurs généraux, publication par extraits de leurs rapports, destinées toutes à assurer d'une manière plus complète la surveillance des asiles et à contribuer au progrès général du service, devraient-elles être prescrites par la loi elle-même, ou bien par de simples décisions ministérielles, ou encore par des règlements administratifs ? Nous attacherions assez peu d'importance au procédé, pourvu que la chose fût faite. Cependant des prescriptions légales nous paraîtraient préférables, parce qu'elles auraient plus d'autorité et que la garantie qui en résulterait serait plus facilement portée à la connaissance du public. On ne ferait du reste en cela qu'imiter les lois étrangères qui contiennent, toutes, les instructions les plus précises et les plus détaillées sur le mode de surveillance des asiles.

Après avoir proposé le moyen qui nous paraît le meilleur pour perfectionner cette surveillance, nous devons dire quelques mots des idées récemment émises, sur le même sujet, par deux auteurs des plus compétents. Bien que nous ne partagions pas leurs opinions, c'est pour nous un devoir de les faire connaître.

L'administrateur habile qui, sous le pseudonyme de Stephan Senhert a récemment traité la question des aliénés (1) et M. J. Falret, dans le travail dont nous avons déjà parlé, pensent tous deux que la surveillance des asiles laisse à désirer, et proposent chacun un système nouveau pour remédier à cette insuffisance.

(1) Stephan Senhert, *Les aliénés, lettre à un député*, Paris, 1869.

Au lieu du nombre considérable de fonctionnaires admis à visiter les asiles, je voudrais, dit M. Stephan Senhert, un contrôle unique exercé « par une commission permanente, composée de trois membres soumis à l'élection, un excepté, et renouvelables tous les trois ans. J'y ferais entrer un médecin élu par le corps médical, un avocat également nommé par son corps, de la même manière que les membres de l'ordre, enfin un magistrat qui serait au choix du procureur impérial ou de la cour. J'affecterais un traitement convenable à cette commission, afin que chacun de ses membres pût lui consacrer tout son temps. » Il est à peine nécessaire de faire ressortir les difficultés de réalisation d'un pareil projet. Une élection serait sans doute possible pour un avocat, de la manière indiquée; mais il n'en serait pas de même pour un médecin, le corps médical ne formant pas, jusqu'à ce jour, un collége d'électeurs. Admettons même que le choix fût possible. Où trouverait-on un avocat et un médecin ayant des connaissances spéciales, car celles-ci seraient indispensables, et présentant des garanties de haute honorabilité, qui voulussent accepter des fonctions absorbant tout leur temps, quelque bien rétribuées qu'elles fussent, si au bout de trois ans ils devaient faire place à d'autres? Ni la pratique du barreau, ni celle de la médecine ne sauraient se prêter à de semblables interruptions, et la clientèle ainsi abandonnée aurait bien de la peine à se reformer plus tard.

Cette commission devrait, d'après l'auteur, exercer la surveillance dévolue aux magistrats par l'article 4 de la loi, et y joindre, au moins d'une manière officieuse, les fonctions du curateur prévu par l'article 38. Sans doute, cela serait possible; mais ce qui rend le projet impraticable à nos yeux, c'est la difficulté de composer la commission. Ajoutons que l'auteur paraît ne s'être préoccupé que de Paris, et qu'il ne dit rien des asiles placés en dehors du département de la

Seine. Il y avait là, cependant, une question qui méritait d'être traitée.

M. J. Falret s'est à la fois inspiré du projet précédent et de ce qui se passe dans certains pays voisins, car lui aussi propose « d'instituer en France une commission permanente ». « Cette commission devrait réunir dans une mesure convenable l'élément administratif, l'élément judiciaire et l'élément médical ; elle pourrait être composée de cinq ou sept membres, selon l'importance des asiles ou des départements pour lesquels elle serait instituée ; elle devrait être permanente, afin de donner aux membres qui en feraient partie le temps et le désir d'étudier sérieusement les questions délicates qu'ils auraient à juger, et de faire en quelque sorte leur éducation spéciale ; les membres de cette commission devraient être convenablement appointés, afin de pouvoir se consacrer tout entiers à leurs fonctions, et ne pas en être détournés par d'autres occupations plus importantes ; enfin, cette commission devrait avoir des attributions étendues pour surveiller, non-seulement l'exécution des lois, mais tout ce qui concerne le régime intérieur et l'administration des asiles d'aliénés, sans envahir cependant sur les droits des commissions de surveillance qui existent aujourd'hui et qui devraient être conservées (1). »

Quant au mode de nomination des membres de cette commission, l'auteur tenant compte des difficultés qui empêcheraient, dans l'état actuel de notre législation, de les faire nommer à l'élection par leurs pairs, se contenterait qu'ils fussent désignés, jusqu'à nouvel ordre, par l'autorité administrative.

« Telle est », dit-il en terminant, « l'amélioration pratique la plus importante qu'il conviendrait d'apporter à la loi de 1838. »

____

(1) J. Falret, *Rev. crit.* (*Arch. gén. de méd.* Octobre 1869, p. 484).

Il est à regretter que M. J. Falret, d'ordinaire si clair et si précis, n'ait pas plus complétement exposé le système qu'il met en avant; en effet, malgré les détails que nous venons de reproduire textuellement, les lacunes sont nombreuses, et tout n'est pas suffisamment expliqué.

Et d'abord M. J. Falret veut-il une commission permanente d'inspection, unique pour toute la France, ou bien en veut-il une spéciale pour chaque département, voire même pour chaque asile ? La première hypothèse semble résulter du passage suivant : « On pourrait instituer en France une commission d'inspection qui rendrait de véritables services. » La seconde paraît justifiée par cet autre passage, qui se trouve huit lignes plus bas : « Elle pourrait être composée de cinq ou sept membres, selon l'importance des asiles ou des départements pour lesquels elle serait instituée. » Quel que soit celui des deux systèmes auquel M. J. Falret serait disposé à donner la préférence, il rencontrerait de grandes difficultés d'exécution.

Dans le premier cas, le nombre des membres de la commission serait trop peu considérable pour qu'ils pussent aller ensemble visiter chaque asile chaque année. Il faudrait forcément qu'ils y allassent seuls; et alors où serait l'avantage d'avoir le triple élément administratif, judiciaire et médical? où, s'ils y allaient ensemble, il faudrait que chaque établissement ne reçût leur visite que tous les trois ou quatre ans, ce qui affaiblirait beaucoup leur influence. Afin que chaque asile fût inspecté, chaque année, par des représentants des trois éléments constitutifs de la commission, il faudrait que le nombre de ses membres fût porté à quinze ou vingt, ce qui entraînerait une dépense considérable qu'on aurait bien de la peine à faire admettre au budget de l'État.

Examinons maintenant la seconde hypothèse, celle d'une commission spéciale à chaque département ou à chaque asile, et supposons-la composée de cinq membres seulement. Afin qu'ils pussent se consacrer uniquement à leurs fonctions, il faudrait bien, au minimum, leur allouer des appointements de 5000 francs par an ; médecins, administrateurs, magistrats, ne pourraient guère se contenter de moins pour vivre honorablement. Quel département, quel asile pourrait s'imposer ainsi une dépense supplémentaire de 25 000 francs ? En outre, quelles fonctions pourrait remplir cette commission, sans empiéter sur les droits des commissions de surveillance qui existent aujourd'hui et qui devraient être conservées, alors que les attributions qu'énumère M. Falret sont précisément celles qui sont dévolues à ces commissions de surveillance ? Comment celles-ci, qui sont gratuites, pourraient-elles subsister à côté des autres qui seraient rétribuées ?

Voilà bien des difficultés qui surgissent à première vue, et qui auraient exigé que l'auteur entrât dans des détails plus complets sur la proposition nouvelle qu'il mettait en avant.

Le projet auquel nous nous sommes arrêté nous paraît plus simple, plus facile à réaliser, moins dispendieux. Il n'y aurait rien de nouveau, rien d'inconnu à organiser, mais il suffirait seulement de développer une institution existant déjà, donnant depuis longtemps d'excellents résultats; et si, pour y réussir, il fallait augmenter dans une certaine mesure le nombre des inspecteurs actuels, cette augmentation n'entraînerait pas une dépense aussi considérable que l'un ou l'autre des deux projets dont nous venons de parler. On agirait donc plus sûrement et à moins de frais.

III

Personnel du service des aliénés.

Faciliter le bon recrutement du personnel médical et administratif des asiles publics d'aliénés, en le centralisant tout entier dans les mains du ministre de l'intérieur, et en établissant, pour ceux qui en font partie, des règles uniformes d'admission, d'avancement et de retraite.

Il va de soi que, dans toute administration, l'une des conditions les plus essentielles pour obtenir un bon service, c'est d'avoir un bon personnel.

Il est tout aussi évident que, pour qu'un personnel soit bon, il faut que les fonctionnaires qui en font partie soient choisis avec soin, après avoir donné des preuves de leur aptitude ; qu'une fois nommés, ils soient assurés de recevoir des appointements convenables, d'obtenir un avancement progressif en rapport avec leur mérite et les services qu'ils rendent, et d'avoir, lorsque l'âge ou les infirmités leur font une obligation du repos, une pension de retraite qui les mette à l'abri du besoin.

Ces conditions sont-elles réalisées en ce qui concerne le personnel du service des aliénés ?

Nous sommes obligé de dire qu'elles ne le sont pas complétement : l'administration supérieure est animée des meilleures intentions ; il n'en est pas de plus sérieusement bienveillante, mais elle n'a pas l'autorité dont elle devrait disposer et elle n'est pas libre de faire tout le bien qu'elle voudrait.

Nous allons montrer ce qui, à notre avis, laisse à désirer dans l'organisation actuelle, et ce qu'on pourrait faire pour y porter remède, en passant successivement en revue ce qui concerne les nominations, les traitements, l'avancement et les pensions de retraite.

Nominations. — Lorsque le service des asiles départementaux d'aliénés fut organisé conformément aux termes de
la loi du 30 juin 1838 et de l'ordonnance royale du 18 décembre 1839, il fallut composer tout un personnel pour
remplir, dans ces établissements, les fonctions de médecins,
de directeurs, d'économes, de receveurs. Les premiers
surtout avaient besoin de connaissances et d'aptitudes
spéciales : jusque-là il n'y avait guère eu de médecins
aliénistes que les élèves de Pinel et d'Esquirol ; la plupart
occupaient, à Paris, les services de Charenton, de la Salpêtrière et de Bicêtre. Quelques-uns s'étaient aussi répandus
en province ; mais ils étaient en nombre trop restreint pour
suffire à tous les emplois.

Pour remplir, avec de nouvelles recrues, ces cadres
insuffisants, il fallait évidemment apporter une unité parfaite dans la direction et dans l'esprit qui dirigeait les
choix. Cela fut facile, grâce aux termes de l'ordonnance
mentionnée plus haut. L'article 3 est en effet ainsi conçu :
« Les directeurs et les médecins en chef et adjoints seront
nommés par notre ministre secrétaire d'État au département de l'intérieur, directement pour la première fois, et,
pour les vacances suivantes, sur une liste de trois candidats
présentés par le préfet.

» Pourront aussi être appelés aux places vacantes, con-
curremment avec les candidats présentés par le préfet, les
directeurs et les médecins en chef ou adjoints qui auront
exercé leurs fonctions pendant trois ans dans d'autres
établissements d'aliénés. »

L'article 13 dit « que le ministre de l'intérieur pourra
toujours autoriser, ou même ordonner d'office la réunion
des fonctions de directeur et de médecin, et que ce sera
lui qui déterminera le traitement du directeur et du
médecin ».

Grâce à ces dispositions, il se forma rapidement en

France un personnel médical spécial, à la hauteur de la mission nouvelle qu'il avait à remplir. La facilité laissée au ministre d'appeler aux places vacantes des fonctionnaires d'un autre établissement de même nature, permit d'établir une sorte de hiérarchie entre les petits asiles et les grands. Les médecins adjoints devinrent la pépinière des chefs de service, et au-dessous d'eux il se forma un corps d'élèves internes, dont un certain nombre sont devenus à leur tour médecins d'asiles.

Ce mode de choix exercé directement par le ministre présentait de tels avantages, qu'il se substitua d'une manière à peu près complète à l'autre système, celui de la nomination aux places vacantes sur une liste de candidats présentés par le préfet.

Comment, en effet, à moins de confier un service spécial aussi important à des médecins n'ayant aucune connaissance des maladies mentales, ni du traitement à leur appliquer, aucune habitude des aliénés ni de la gestion des asiles, comment, lorsqu'il se présentait une place à remplir, un préfet aurait-il pu désigner parmi les praticiens voués à la pratique ordinaire, dans son département, trois candidats ayant quelque titre à ces fonctions et quelque aptitude à les remplir ?

A moins de circonstances tout à fait exceptionnelles, cela était absolument impossible, les asiles étant le seul milieu où ce choix fût facile. Dès lors, ne revenait-il pas tout naturellement au ministre, qui, parfaitement renseigné sur ce qui se passait dans chaque établissement, ayant des dossiers détaillés sur chacun des fonctionnaires qui y étaient attachés, recevant des notes de l'inspecteur général dont l'action s'exerçait sur tout le service, était à même de juger en connaissance de cause les médecins qui méritaient d'être appelés à un poste plus important, les anciens élèves que l'on pouvait élever à un emploi définitif ? Ces éléments

que le ministre avait tout naturellement entre les mains,
les préfets n'auraient pu se les procurer qu'indirectement,
et certes, dans aucune branche de l'administration, la centralisation n'était plus légitime, dans aucune elle ne constituait une garantie plus essentielle pour le service lui-même
et pour les hommes qui en étaient chargés.

Cependant le décret de décentralisation du 25 mars 1852
vint malheureusement compromettre cet état de choses,
en conférant, entre autres attributions, aux préfets la
nomination des médecins des asiles publics d'aliénés.

Cette mesure ne pouvait être que préjudiciable aux véritables intérêts du service, et, au lieu de constituer un progrès, comme la plupart des modifications opérées par le
même décret, elle fut un danger pour une œuvre en bonne
voie de développement, mais qui avait encore à se perfectionner. Personne ne sentit plus vivement ce danger que
Ferrus, qui voyait ainsi compromis le bon recrutement
d'un service pour l'organisation duquel il avait tant fait, et
dont mieux que personne il connaissait les exigences et les
besoins.

Le ministre fit du reste tout ce qui dépendait de lui
pour en atténuer les inconvénients. Dans la circulaire du
21 mai 1852, servant de commentaire au décret du 25 mars
précédent, il consacra à cette question un article trop juste
et trop important pour que nous ne le reproduisions pas
en entier.

« Vous ne perdrez pas de vue, dit-il, monsieur le préfet,
que, pour être chargé du soin de traiter les maladies mentales, il ne suffit pas d'être muni d'un diplôme de docteur en
médecine. Vous exigerez des praticiens qui veulent entrer
dans cette carrière, qu'ils justifient, soit d'un stage dans un
établissement public ou privé, soit de connaissances toutes
spéciales. Lorsque mes prédécesseurs avaient à nommer
des médecins d'asiles publics, ils prenaient l'avis de MM. les

inspecteurs généraux du service des aliénés, qui seuls sont à portée de désigner les candidats propres à bien remplir ces fonctions. L'intervention de ces fonctionnaires me paraît pouvoir être utilement maintenue.

» Ainsi, vous me donnerez avis des vacances auxquelles il y aurait lieu de pourvoir, et je demanderai à MM. les inspecteurs généraux de dresser une liste de candidats parmi lesquels il vous sera loisible de choisir les titulaires (1). »

C'était, au fond, laisser les choses à peu près dans le même état qu'avant, et ne leur faire subir qu'une légère modification de forme. Le choix des candidats, et cela était l'important, restait toujours entre les mains de l'autorité centrale ; les préfets n'avaient, en général, aucun intérêt, ni même aucune facilité à faire un choix en dehors des candidats qui leur étaient présentés, et presque invariablement ils nommaient celui qui figurait le premier sur la liste.

Cependant, ce mode de nomination, qui fonctionne depuis 1852, n'est pas sans graves inconvénients. D'abord il établit des inégalités sans motif plausible et des difficultés inutiles dans les nominations. Les médecins seuls sont nommés par les préfets ; les directeurs continuent à être nommés par le ministre. Pour les directeurs-médecins qui exercent les deux fonctions réunies, la première des deux l'emporte et laisse leur nomination au ministre. Mais dans la pratique, les fonctions de directeurs, de directeurs-médecins et de médecins en chef sont assimilées entre elles et exercées souvent par les mêmes hommes ; le même fonctionnaire peut passer des unes aux autres et réciproquement. Ces changements successifs dans la carrière d'un même fonctionnaire devraient dépendre évidemment d'un même

(1) De Watteville, *Législation charitable*, t. II, p. 191.

chef, et c'est ce qui n'a pas lieu ; il est nommé à certains de ses postes par le ministre, et à d'autres par le préfet ; telle de ses nominations lui vient directement de l'administration centrale, et telle autre doit être sollicitée en province par cette administration centrale, qui la lui envoie quand elle l'a elle-même obtenue.

Mais il pouvait arriver, et il est en effet arrivé pis. Malgré les termes du décret du 25 mars 1852, qui stipulent que les nominations dont les préfets sont désormais chargés doivent être faites « sur la présentation des divers chefs de service », et malgré la circulaire du 21 mai, certains de ces administrateurs départementaux ont fait des nominations aux fonctions de médecin en chef d'asiles importants sans tenir aucun compte de la liste de présentation des inspecteurs. Il y a même eu tel cas où le traitement de plusieurs centaines d'aliénés s'est trouvé mis, du jour au lendemain, entre les mains d'un praticien de campagne que rien, absolument rien, n'avait préparé à cette tâche.

Signaler de pareils faits, c'est démontrer que ce système est défectueux, et faire voir en même temps que le remède serait facile à trouver. De semblables nominations, si elles se multipliaient, ne seraient-elles pas en effet des plus préjudiciables pour les intérêts des aliénés, et ne finiraient-elles pas par compromettre la considération du corps des médecins aliénistes ? Ne serait-il pas hautement désirable que toutes les nominations des directeurs, médecins en chef et médecins adjoints, sans exception, fussent faites par le ministre sur la présentation des inspecteurs généraux ?

Si cette mesure était adoptée, il en est une autre qui la compléterait de la manière la plus avantageuse, et qu'en raison de son importance nous appellerions de tous nos vœux. Ce serait que la présentation par les inspecteurs

généraux et la nomination par le ministre fussent subor-
données à la garantie d'un concours.

Il est tout naturel que dans la première période d'organisation du service des asiles publics d'aliénés, l'administration ait été laissée entièrement libre du choix
de ses fonctionnaires ; il fallait créer de toutes pièces un
personnel de médecins aliénistes qui n'existait pas encore.

Aujourd'hui, il n'en est plus de même ; les asiles forment
un grand nombre d'élèves ; une proportion sans cesse croissante, parmi eux, demande à rester dans l'administration ;
les candidats aux fonctions de médecins adjoints sont nombreux, et ils le seraient encore plus si le corps, au lieu
d'être menacé de dissociation et d'amoindrissement comme
il l'est aujourd'hui, puisait une nouvelle vigueur et un surcroît de vitalité dans la centralisation que nous réclamons.
Dans ces conditions il serait, nous en sommes persuadé,
possible et utile de relever l'éclat et l'honorabilité de ces
positions en les soumettant au concours.

Le principe du concours qui est appliqué avec tant de
succès pour l'entrée dans la plupart des administrations
publiques, depuis le Conseil d'État jusqu'aux agents-voyers,
est particulièrement fécond en bons résultats dans le corps
médical.

C'est lui qui donne une si grande supériorité aux médecins et chirurgiens des hôpitaux de Paris ; il est en pratique
dans le corps de santé des armées de terre et de mer pour
donner l'accès aux hôpitaux ; beaucoup de villes de province, Lyon, Bordeaux, Marseille, Saint-Étienne, etc., y ont
recours pour recruter le personnel de leurs hôpitaux ; dans
d'autres, où il n'existe pas encore, il est énergiquement
réclamé.

Nous sommes convaincu qu'appliqué au recrutement des
médecins adjoints des asiles d'aliénés, il donnerait les meil-

leurs résultats. Il serait facile de calculer le nombre de places de médecins adjoints dont l'administration peut disposer en moyenne chaque année, et d'instituer, entre les candidats qui sollicitent ces places, un concours à la suite duquel seraient désignés, en nombre égal aux vacances présumées, ceux qui seraient successivement appelés à les remplir. Si du retour annuel de ces concours il résultait que parfois un candidat désigné dût attendre quelques mois avant d'être placé, ou qu'un poste dût rester quelques mois vacant ou confié à un intérimaire, ce seraient là de médiocres inconvénients comparés aux avantages très-sérieux de ce système; aussi appelons-nous, sur ce point, la sollicitude de tous ceux qui peuvent contribuer à faire adopter le principe de ce concours.

Une fois les médecins admis, par ce procédé, dans le service des asiles, il serait utile d'entretenir parmi eux l'esprit d'émulation scientifique et de les encourager à produire des travaux originaux. Il y aurait pour cela un moyen très-simple et très-facile à mettre en pratique. Ce serait d'envoyer à l'Académie de médecine une copie du rapport annuel qu'ils sont obligés de fournir sur la gestion de leur service, comme cela se fait pour les rapports sur les épidémies, sur les maladies régnantes, sur le service de la vaccine et sur celui des eaux minérales. Chaque année l'Académie se ferait rendre compte de la valeur de ces rapports et elle décernerait aux meilleurs d'entre eux quelques distinctions honorifiques.

Traitements et avancement. — Le décret du 25 mars 1852 n'avait pas modifié l'article 14 de l'ordonnance du 18 décembre 1839 attribuant au ministre la fixation des appointements des directeurs et des médecins. Pendant les premières années, cette fixation ne présenta rien d'uniforme, et varia suivant les localités, comme la plupart des autres conditions propres à chaque asile. Mais après la circulaire

du 20 mars 1857 qui imposait à tous les asiles publics un
même règlement, et qui soumettait toutes les branches de
leur administration à une unité parfaite, il était tout
naturel de régulariser la position des chefs de ces établissements. C'est ce qui fut fait par un décret impérial en date
du 21 mars 1858. Ce décret, inséré au *Bulletin des lois*, établit pour les directeurs, directeurs-médecins et médecins
en chef des asiles publics d'aliénés, quatre classes recevant
6000, 5000, 4000 et 3000 francs d'appointements annuels,
et pour les médecins adjoints, trois classes recevant 2500,
2000 et 1800 francs par an. Trois années passées dans une
classe sont nécessaires pour permettre la promotion à la
classe supérieure.

Le 6 juin 1863, un autre décret, motivé par l'extension
progressive du service, établissait un nouveau classement
qui se distinguait du précédent par la création d'une
1re classe de directeurs et de médecins recevant 7000 francs
par an, et par une légère augmentation accordée aux deux
premières classes de médecins adjoints.

Ces mesures étaient excessivement favorables au personnel médical des asiles d'aliénés ; sans doute des appointements de 6 à 7000 francs, même en y ajoutant les avantages en nature dont ils sont accompagnés, c'est-à-dire le
logement, le chauffage, l'éclairage, et ordinairement la
jouissance d'un jardin, ne constituent pas une position
pécuniaire comparable à celle que la clientèle privée pro-
cure au petit nombre de médecins qui parviennent au
summum de la vogue et de la réputation. Mais, par contre,
combien de praticiens honorables sont obligés de se vouer
à une vie de fatigues et de sacrifices perpétuels pour
n'arriver qu'à des résultats beaucoup moins satisfaisants !
En outre ces situations présentaient des garanties sérieuses
pour le présent et une sécurité relative pour l'avenir, ainsi

que nous le dirons tout à l'heure en parlant des pensions
de retraite.

Ces garanties, cette sécurité n'existent plus. Une nouvelle étape parcourue dans la voie d'une décentralisation
que nous ne pouvons nous empêcher de considérer comme
très-regrettable, est venue récemment les compromettre.

La loi du 18 juillet 1866 a conféré aux conseils généraux
un certain nombre d'attributions nouvelles, parmi lesquelles figure le vote du budget des asiles publics d'aliénés.
Jusque-là le conseil général était appelé, chaque année, à
voter la somme nécessaire pour payer à l'asile la pension
des aliénés indigents traités aux frais du département ;
mais le budget de l'asile était arrêté par le ministre. C'est
cette dernière attribution qui, par la loi dont nous parlons,
a été transférée aux conseils généraux.

Il résulte de cette mesure une grave difficulté en ce qui
concerne le traitement des directeurs et des médecins.

D'une part, en effet, en vertu de l'ordonnance royale du
18 décembre 1839 et du décret du 6 juin 1863, que rien
n'a abrogés, le ministre continue à conférer à ces fonctionnaires telle ou telle classe de leur grade.

D'autre part, leurs appointements sont payés sur le budget des asiles, et celui-ci étant arrêté par les conseils généraux, il faut que ces conseils votent le montant de ces
appointements, et ils ne se considèrent pas toujours comme
obligés d'accorder le chiffre qui correspond à la classe con-
férée par le ministre.

Sans doute, jusqu'ici, ces assemblées ont accepté la plupart des propositions qui leur ont été faites ; mais cependant
dant des litiges se sont déjà élevés. Dans tel département,
le conseil général a fait des difficultés à l'occasion de la
nomination, dans un asile, d'un directeur d'une classe plus
élevée que le précédent titulaire, et a refusé d'autoriser le
surcroît de dépenses qui devait en résulter ; le fonctionnaire

ainsi mis en question a souffert dans ses intérêts et dans sa dignité ; l'administration supérieure, faute de moyens légaux pour trancher une situation aussi fausse, résultant d'attributions contradictoires conférées à des autorités différentes, a dû opérer de nouvelles mutations. L'application de la loi est toute récente, et déjà les difficultés surgissent. Il n'est pas douteux qu'elles ne se multiplient dans l'avenir et qu'elles ne tendent à désorganiser le service en entravant les mutations de personnel et en mettant obstacle aux avancements les plus légitimes, à moins qu'une disposition nouvelle n'impose aux conseils généraux l'obligation de laisser figurer dans le budget des asiles les traitements revenant aux directeurs et aux médecins, d'après la classe de leur grade à laquelle ils appartiennent.

Pensions de retraites. — Dans le principe, les fonctionnaires des asiles d'aliénés n'acquéraient par leurs services, quelque prolongés qu'ils fussent, aucun droit à une pension de retraite. Quelques établissements importants avaient bien l'habitude, lorsque l'un de ces fonctionnaires était vaincu par l'âge ou les infirmités, de lui accorder un secours ; mais ce n'était qu'une générosité facultative, ne reposant sur aucun droit. Cet avantage du reste ne pouvait être accordé qu'à ceux qui avaient été attachés pendant très-longtemps à un même établissement; ceux, au contraire, qui avaient occupé des postes dans plusieurs asiles différents ne pouvaient y prétendre.

Plusieurs tentatives avaient été faites pour remédier à cet état de choses, en obtenant que les fonctionnaires des asiles obtinssent le bénéfice des retraites civiles; on avait aussi proposé de fonder pour eux un service spécial de retraites, dont les fonds auraient été centralisés et administrés dans la caisse d'un des asiles les plus importants.

Ces deux propositions ne purent être adoptées, mais la question reçut néanmoins une solution.

En 1856, le conseil général du département de la Seine-Inférieure prit une délibération favorable à l'adjonction des fonctionnaires et employés des deux asiles du département aux charges et bénéfices de la caisse départementale des retraites. Un décret du 21 juillet 1858 rendit cette délibération exécutoire, en spécifiant toutefois qu'en cas de changement de résidence des directeurs ou des médecins, le montant des retenues opérées sur leur traitement devrait être versé à la caisse des départements où ils seraient appelés.

Cette condition était indispensable pour que ces fonc_tionnaires ne fussent pas obligés, au risque de perdre tout droit à leur retraite, de consommer leur carrière tout entière dans l'établissement où ils auraient été appelés pour leurs débuts.

Le département de la Seine-Inférieure, qui s'est toujours distingué par sa libéralité pour la cause des aliénés et pour les fonctionnaires de ce service, venait de donner un exemple utile que l'administration centrale s'empressa de recommander aux autres départements. Dans tous ceux qui possédaient des asiles publics, elle invita les conseils généraux à prendre des décisions semblables. La plupart y consentirent, et en quelques années le personnel supérieur de presque tous les asiles se trouva adjoint à une caisse départementale de retraites. Malheureusement les statuts de ces caisses ne sont pas uniformes; elles présentent certaines variantes dans le mode de compter les années de service et d'établir les pensions, dans le nombre d'années de séjour exigées, dans la portion de pension reversible sur la veuve et les enfants mineurs, etc. Il en résulte que pour tel directeur ou médecin un changement de résidence peut modifier les chances de ressources pour l'avenir ou même imposer une prolongation de service que rien ne faisait prévoir.

Cet inconvénient n'est pas le seul auquel il est exposé. Par exemple, la maison de Charenton appartenant directement

à l'Etat et n'ayant de liens avec aucune caisse départemen·
tale, un fonctionnaire ne pouvait y être appelé d'un autre
asile, comme cela arrive parfois, sans perdre la totalité de
ses droits à la retraite déjà acquis et les retenues qu'il avait
subies pendant toute sa carrière. Il est vrai que, pour remédier à ce qui eût été un flagrant déni de justice, un décret récent a modifié cet état de choses et a ordonné qu'en
pareil cas les retenues accumulées dans une caisse départe·
mentale pourraient être versées dans celle de Charenton ;
mais cette mesure est encore incomplète, et il n'eût été
que juste de permettre réciproquement le transport de ces
fonds de la caisse de Charenton dans celles d'un département. Le cas de le faire ne s'est pas encore présenté, mais
il peut surgir d'un jour à l'autre, et l'on se trouvera alors
en présence d'une difficulté contre laquelle il eût été aisé
de se prémunir.

Ce que chaque décret a stipulé pour les directeurs et les
médecins, il ne l'a pas fait pour les autres fonctionnaires des
asiles, en sorte que receveur, économe, secrétaire, surveil-
lant en chef, sont indissolublement liés à l'établissement où
ils sont une fois entrés, ou du moins ne peuvent changer
qu'en perdant tous leurs droits acquis, toutes leurs retenues
accumulées. Il serait très-utile qu'il pût en être autrement,
pour les économes surtout. Pour leurs fonctions, en effet, il
ne peut y avoir d'autre école que les asiles eux-mêmes, et
lorsqu'une vacance se produit dans un asile très-important,
il serait bon de pouvoir y appeler un homme formé par
l'exercice des mêmes fonctions dans un établissement moins
considérable, au lieu de nommer, comme cela a lieu presque
forcément aujourd'hui, un homme entièrement neuf, qui
n'a pas la moindre notion de ce qu'il va avoir à faire, et qui
se trouvant d'emblée en présence des difficultés toutes
nouvelles d'un service surchargé, reste souvent, toute sa
vie, étranger à certains côtés de ses fonctions, qui lui au-

raient été familiers, s'il avait pu s'y former progressivement.

Mais nous avons encore à signaler un défaut plus grave d'organisation. Les inspecteurs généraux sont les fonctionnaires les plus élevés du personnel des asiles ; leur position est le couronnement de cette carrière. Le décret du 15 janvier 1852, relatif à l'organisation du corps, stipule à l'article 14 qu'ils devront être nommés parmi les docteurs en médecine ayant exercé des fonctions dans des asiles d'aliénés, et l'article 17 ajoute qu'ils sont soumis aux retenues pour profiter du bénéfice des lois et règlements sur les retraites. Et cependant, croirait-on que lorsqu'un médecin ou un directeur d'asile est promu à ces fonctions supérieures, tout le temps qu'il a déjà consacré au service des aliénés est comme non avenu, au point de vue de la retraite, et qu'il doit recommencer à subir de nouvelles retenues à un âge où il peut être à peu près certain de ne jamais en profiter.

Et comment s'explique cette anomalie criante ? Parce que dans ses anciennes fonctions il était adjoint à une caisse départementale, tandis que dans ses nouvelles il est, comme fonctionnaire du ministère de l'intérieur, tributaire de la caisse de ce ministère, et qu'entres les deux il n'existe aucun lien qui autorise la réversibilité des fonds de l'une dans l'autre.

Nous pensons avoir justifié ce que nous disions au commencement de cet article et avoir montré comment les meilleures intentions de l'administration supérieure, seule compétente dans cet ordre de questions, sont paralysées par des dispositions légales contradictoires et des obstacles réglementaires qui n'ont aucune raison d'être. Ayons le courage de le dire, au risque de nous mettre en travers d'un courant d'idées qui paraît aujourd'hui général, la décentralisation est sans doute fort bonne à bien des égards, mais elle ne l'est pas à tous; et en ce qui concerne le service des aliénés, elle est très-regrettable.

Rien n'est pire que cette situation indécise qui met le personnel à moitié sous la dépendance du ministre, et à moitié sous celle des autorités départementales; en se prolongeant elle fera reculer de plus en plus sur la voie des progrès si laborieusement parcourue jusqu'ici, et aboutira à la désorganisation et à l'anarchie d'un service qui répond à un besoin de premier ordre et qui aurait besoin d'être soutenu et encouragé. Cette situation appelle donc une réforme, et tôt ou tard la force des choses la rendra nécessaire. Mais il y aurait grand avantage à ce que le mal commencé n'allât pas trop loin, et à ce que le remède fût promptement appliqué.

Celui que nous proposons consisterait à centraliser entièrement le personnel des asiles d'aliénés entre les mains de l'autorité supérieure; à rendre au ministre de l'intérieur la nomination des médecins et à lui attribuer celle des receveurs et des économes; à établir des règles fixes et uniformes pour la rénumération et l'avancement de tous ces fonctionnaires; à les adjoindre tous, ainsi que les employés et préposés sous leurs ordres, à une seule et même caisse de retraites, caisse centrale reliée par un principe de réversibilité mutuelle avec celle de la maison de Charenton, et avec celle qui reçoit les retenues subies par les inspecteurs généraux. Alors seulement, le service serait fortement organisé, et offrirait assez d'avantages et de sécurité pour que hommes instruits et capables cherchassent en nombre suffisant à y entrer, et pour que le personnel pût se recruter d'une manière vraiment satisfaisante.

IV
Dépense des aliénés.

Favoriser le placement hâtif des aliénés indigents, et par là le traitement de leur maladie avant qu'elle ne soit devenue incurable, en exonérant les communes d'une partie de la dépense à leur charge toutes les fois que, par le soin des autorités communales, le placement aura lieu à une époque très-rapprochée du début de l'affection.

C'est à la fois dans un but d'humanité et d'économie que nous proposons ici une modification à la troisième section de la loi du 30 juin 1838 qui règle la dépense du service des aliénés, et notamment à l'article 28, qui porte que pour les aliénés indigents, cette dépense sera payée par le département, avec le concours de la commune où le malade a son domicile.

Cette charge, sans cesse croissante par suite de l'augmentation progressive de la population des asiles, est devenue très-onéreuse pour les départements, et toute mesure propre à la réduire ou à la rendre stationnaire devrait être accueillie avec faveur. Or une des principales causes de cette augmentation de charges consiste, cela n'est pas douteux, dans l'entrée aux asiles d'un grand nombre d'aliénés dont l'affection est déjà ancienne et est devenue incurable à cause de cette ancienneté même. Ce ne sont plus des malades à traiter avec l'espoir légitime de les guérir au bout de quelques mois ; ce sont des infirmes à nourrir et à entretenir toute leur vie.

Rien, en effet, n'est mieux établi, dans l'étude des maladies mentales, que la grande fréquence relative des guérisons, lorsque la maladie est traitée à une époque très-rapprochée de son début, et la proportion de plus en plus faible de ces guérisons à mesure que le commencement du traitement s'éloigne davantage de ce début. Toutes les statistiques sont unanimes à cet égard ; aussi nous contenterons-nous de citer celle du docteur Thurnam, dont le travail sur cette question passe à juste titre pour l'un des meilleurs. Il montre que sur les aliénés mis en traitement dans les asiles, dans les premiers mois de la maladie, les quatre cinquièmes sont rendus à la santé. Si au contraire le traitement ne commence qu'au bout de douze mois de maladie, il n'y a plus qu'une moitié de malades de curables (1).

Sans doute, des résultats aussi favorables ne sauraient être espérés à Paris, ni dans les grands centres industriels, où tant d'aliénés sont atteints de folie paralytique, maladie qui, dès le début, peut être considérée comme constamment incurable ; mais, abstraction faite de cette affection, la statistique du docteur Thurnam peut être considérée comme approximativement exacte.

Un autre fait non moins bien établi, c'est que les guérisons sont de beaucoup plus fréquentes dans les premiers mois de traitement que par la suite. C'est ainsi que d'après la statistique générale de France, sur les 13687 guérisons obtenues dans les asiles de 1856 à 1860, il y en a eu 61,76 pour 100 qui se sont produites dans les premiers six mois de traitement, et plus de 80 pour 100 dans la première année.

On peut donc affirmer que toutes les fois que l'on place dans un asile, dès le début de l'affection, un aliéné non paralytique, il y a de grandes chances : 1° pour qu'il guérisse ; 2° pour qu'il guérisse en quelques mois ; 3° pour que, par conséquent, son traitement soit peu coûteux. Au contraire, si l'on néglige de le placer à temps, il deviendra

(1) Laycock, *Journal of mental science*. Octobre, 1869.

incurable, ce qui sera à la fois : une calamité pour lui et pour sa famille, une perte pour le corps social, une charge pécuniaire pour le département auquel incombera la dépense de son entretien.

Les départements auraient donc un intérêt capital à obtenir que ceux des habitants de leur territoire, qui deviennent aliénés, soient amenés sans retard à l'asile, afin d'y être promptement traités et le plus souvent guéris. Mais l'autorité départementale, quelque intéressée qu'elle soit aux placements hâtifs, ne possède par elle-même aucun moyen de les faire effectuer ; elle s'étend en effet sur une population trop nombreuse, elle n'est pas en rapports assez intimes avec les habitants, elle ne sait pas assez bien ce qui se passe dans chaque localité pour être bien au courant des cas de folie qui se déclarent. Elle pourrait, il est vrai, être renseignée à cet égard par les autorités communales qui sont, elles, parfaitement à même de tout connaître et de tout lui dire ; mais celles-ci, trompées par un faux calcul, croient trop souvent avoir intérêt à se taire. Comme la commune est tenue de fournir son concours à la dépense de ses aliénés, toute admission à l'asile est redoutée par le maire et le conseil municipal, à cause du surcroît de charge qui doit en résulter ; on recule le plus longtemps possible devant cette mesure, et par un esprit d'économie aussi étroite qu'inhumaine, on ne s'y résout qu'à la dernière extrémité, et souvent alors que des malheurs irréparables ont été la conséquence de ce retard.

Ces inconvénients disparaîtraient si le département pouvait trouver le moyen d'intéresser la commune elle-même aux placements hâtifs. Ce moyen existe ; il est mis en pratique depuis une trentaine d'années dans un pays voisin, il y donne de très-bons résultats, et rien ne serait plus facile que de l'introduire chez nous.

Les statuts de l'asile d'Illenau, qui, dans le grand-duché de Bade, représentent notre loi spéciale sur les aliénés, offrent, en effet, une prime à l'entrée hâtive des malades, en accordant aux pauvres dont l'admission s'effectue dans les premiers six mois de l'invasion de la folie l'exemption de toute rétribution pendant les premiers six mois de leur séjour dans l'établissement (1).

Il serait très-facile d'instituer chez nous quelque chose d'analogue. Il suffirait pour cela d'exonérer la commune, pendant six mois, du concours au payement de la dépense de tout aliéné qui aurait été placé, sur la demande du maire, dans les premiers six mois de sa maladie.

Au lieu d'avoir un intérêt apparent à attendre le plus longtemps possible, avant de demander le placement d'un aliéné, la commune aurait alors tout avantage à se hâter, car elle serait sûre de ne rien payer pendant une période qui le plus souvent suffirait à obtenir la guérison. Celle-ci n'entraînerait donc pour elle aucun frais.

Le département y trouverait aussi une économie réelle ; car il serait moins dispendieux pour lui d'acquitter pendant six mois la dépense totale d'un aliéné curable, que d'avoir à supporter ensuite indéfiniment la charge d'un incurable, même allégée du concours de la commune.

Cette mesure serait simple, d'une prescription et d'une exécution faciles, et produirait des avantages certains. Nous la recommandons donc avec instances aux législateurs chargés de réviser la loi de 1838.

(1) J. P. Falret, *Visite à l'établissement d'aliénés d'Illenau près Achern (Annales médico-psychologiques*, 1845, t. V, p. 441), et *Des maladies mentales et des asiles d'aliénés.* Paris, 1864, p. 601.

V, VI, VII, VIII

Gestion des biens des aliénés.

Étendre aux biens des aliénés non indigents, placés dans les asiles privés, le bénéfice de l'administration provisoire, fonctionnant d'emblée, sans attendre les délais inséparables d'un jugement spécial à chaque cas, après entente préalable du conseil de famille.

Ordonner que le mari sera de droit l'administrateur provisoire des biens de sa femme non interdite et placée dans un asile.

Ordonner que le mobilier ne pourra jamais être vendu sans qu'une enquête ait constaté l'état mental actuel de l'aliéné séquestré.

Rendre l'action du curateur plus fréquente et plus efficace.

La loi du 30 juin 1838, après s'être occupée de la personne même des aliénés et de la dépense causée par eux, a dû pourvoir à la défense de leurs intérêts et à la gestion de leurs biens. Elle y a consacré 9 articles (31 à 40); la longueur des débats auxquels la discussion de ces articles a donné lieu, dans les chambres, montre assez combien la question était importante et difficile à régler.

Tel qu'il est organisé, le système institué par la loi fonctionne et rend de précieux services; il paraît avoir trouvé grâce devant la plupart des adversaires de la loi, car les plus acharnés d'entre eux sont muets à son égard. Quelques critiques ont cependant été formulées, notamment par MM. Huc (1) et Tanon (2), et nous croyons qu'il y en aurait eu davantage, si ces questions avaient été l'objet d'une étude plus approfondie. Mais ce n'est pas de ce

(1) Huc, *Des aliénés et de leur capacité civile.* Paris, 1869.
(2) Tanon, *Étude critique de la loi du 30 juin 1838.* Paris, 1868.

côté que s'est portée la passion ; elle s'est déchaînée en accusations de pure fantaisie sur les prétendus dangers que la loi faisait courir à la liberté individuelle, et elle a négligé le côté, très-sérieux pourtant et très-pratique, des affaires d'intérêt.

En abordant ce sujet, nous devons à la fois présenter nos excuses à nos lecteurs et réclamer leur indulgence.

Il peut sembler en effet que de pareilles questions sont uniquement du domaine des tribunaux et des gens d'affaires, et qu'il est contre l'ordre qu'un médecin prétende s'en mêler. Mais l'expérience de tous les jours démontre que le médecin aliéniste est forcément mêlé à tout ce qui concerne l'intérêt de ses clients. C'est lui qui le premier est mis au courant de leurs affaires ; c'est lui que la famille ou les ayants droit consultent d'abord sur la conduite à tenir pour procéder régulièrement, et bien qu'il n'intervienne en rien par lui-même, dans la procédure, il ne peut s'empêcher d'être le témoin de bien des difficultés, le confident de bien des embarras. Aussi acquiert-il, par la force des choses, une certaine expérience pratique de ces questions, et se trouve-t-il plus à même que personne, peut-être, de connaître les lacunes ou les défauts de la législation.

Mais d'autre part, son éducation pratique est renfermée dans une spécialité étroite, et ne peut suppléer à l'absence de notions complètes sur toutes les questions de droit et de jurisprudence ; il est donc exposé à commettre des erreurs en s'aventurant sur un terrain dont l'ensemble lui est si peu familier.

Avant la loi du 30 juin 1838, les affaires d'intérêt d'une personne frappée d'aliénation mentale restaient légalement en suspens tant que l'interdiction n'était pas prononcée ; or l'interdiction exige une procédure toujours assez longue et entraîne des frais assez considérables. Pour remédier à ces inconvénients, la loi de 1838 a pourvu à l'administration provisoire des biens des aliénés non interdits et placés dans les asiles, de manière à rendre possibles toutes les transactions, sauf la vente des immeubles.

Il peut y avoir deux sortes d'administrateurs provisoires. L'un est chargé spécialement d'administrer les biens d'un aliéné déterminé et unique; il est désigné nominativement par le tribunal du lieu du domicile, en chambre du conseil, après délibération du conseil de famille, et sur les conclusions du procureur impérial. (Art. 32.) Ces formalités sont à coup sûr beaucoup plus simples que celles de l'interdiction, mais encore exigent-elles certains délais, puisqu'il faut, que le conseil de famille soit convoqué, qu'il se réunisse, qu'il délibère, que le ministère public donne ses conclusions et que le tribunal juge. Tout cela doit bien durer au moins dix ou quinze jours et souvent plus.

L'autre administrateur provisoire est collectif, désigné d'avance, sans intervention du tribunal, pour prendre en main la gestion des biens de tous les aliénés qui entrent dans certains établissements; il peut commencer à agir au moment même de l'admission. En effet, l'article 31 de la loi dit que « les commissions administratives ou de surveillance des hospices et établissements publics d'aliénés exerceront, à l'égard des personnes qui y seront placées, les fonctions d'administrateur provisoire; elles désigneront un de leurs membres pour les remplir. »

On voit qu'il y a entre ces deux administrateurs provisoires une différence énorme : l'un est nommé d'avance et agit de suite; l'autre n'est désigné qu'après coup et ne peut agir qu'au bout d'un temps plus ou moins long. Or, dans beaucoup de cas, une action immédiate est urgente; c'est notamment ce qui a lieu lorsque la folie frappe une personne dans le commerce, ayant des affaires engagées qui ne peuvent sans inconvénient grave rester suspendues, et surtout lorsqu'elle fait partie d'une société et que sa signature figure nécessairement dans la raison sociale.

Il y a, dans les cas de ce genre, grand avantage à avoir recours d'abord à l'administrateur provisoire collectif, quitte à en faire nommer ultérieurement un spécial, et il serait tout à fait équitable que tous les aliénés non interdits et séquestrés pussent profiter de cet avantage. Or, c'est ce qui n'a pas lieu.

En effet, il n'y a d'administrateur provisoire collectif et désigné d'avance qu'auprès des établissements pourvus d'une commission de surveillance ou administrative, c'est-à-dire auprès des asiles publics, des quartiers d'hospice, et, depuis la circulaire du 15 janvier 1860, auprès des asiles privés faisant fonction d'asiles publics.

Par contre, il n'y en a pas auprès des asiles privés ne faisant pas fonction d'asiles publics, c'est-à-dire auprès des établissements ordinairement désignés sous le nom de Maisons de santé. C'est cependant dans ces établissements qu'à Paris surtout, l'on amène presque tous les aliénés appartenant aux classes riches ou aisées de la société, à celles qui sont le plus engagées dans les affaires et dans le commerce, tous ceux, par conséquent, pour lesquels on a le plus souvent besoin d'une intervention immédiate dans des questions urgentes d'intérêt.

Cette différence est-elle fondée? Cette inégalité de ressources et de garanties est-elle juste? Rien ne l'indique, et nous croyons qu'il serait plus équitable de rendre la loi égale pour tous, en procurant le bénéfice de l'administration provisoire immédiate aux aliénés non interdits qui sont placés dans les asiles privés dits « Maisons de santé », aussi bien qu'à ceux qui entrent dans les établissements publics.

Nous ne voulons pas dire pour cela qu'il faille instituer auprès de ces maisons de santé une commission de surveillance, ayant les mêmes attributions que celles des établissements publics. Cette ingérance serait peu compatible avec l'indépendance, au moins relative, dont doit jouir toute entreprise particulière; mais il serait facile d'introduire dans la loi une clause en vertu de laquelle une personne de confiance, choisie par le tribunal, soit le président, soit un juge délégué, soit un notaire, serait désignée d'avance pour être prête à prendre en main l'administration provisoire des biens de tout aliéné, non interdit, entrant dans telle ou telle maison de santé; et pour pourvoir à toutes les affaires urgentes, depuis le moment de cette admission jusqu'à celui où un administrateur provisoire spécial serait nommé conformément à l'article 32.

L'article 506 du Code civil est ainsi conçu : « Le mari est de droit le tuteur de la femme interdite. » L'administration provisoire étant une mesure conservatrice du même ordre, mais moins étendue que l'interdiction, le mari devrait être également, de droit, l'administrateur provisoire de la femme non interdite, placée dans un asile d'aliénés; car, qui peut le plus peut le moins. Cependant cela n'a pas lieu, et beaucoup d'affaires sont par là inutilement compliquées.

Nous pensons qu'il serait de toute justice que sous ce rapport aussi l'égalité fût rétablie, et cela ne saurait avoir d'inconvénient, l'article 34 de la loi du 30 juin 1838 portant que les dispositions du Code civil sur les exclusions et la destitution des tuteurs, sont applicables aux administrateurs provisoires nommés par le tribunal. Cette clause devrait naturellement s'étendre au mari administrateur provisoire de droit.

L'administrateur provisoire peut, en vertu d'une autorisation spéciale accordée par le président du tribunal civil,

faire vendre le mobilier de l'aliéné non interdit et séques‑
tré. (Art. 31.) Cette mesure est souvent nécessaire pour
empêcher le mobilier de se détériorer, et le loyer de courir
sans utilité. Cela est surtout nécessaire dans les grandes
villes, et notamment à Paris.

Dans cette dernière ville, l'administration provisoire des
biens des aliénés placés d'office a longtemps été exercée par
des employés de l'assistance publique, et elle l'est aujour‑
d'hui par des agents départementaux. Ces administrations
s'appliquent d'autant plus à cette mission qu'elles ont elles‑
mêmes le droit de se faire rembourser par les malades,
quand cela est possible, les frais de leur traitement (art. 27),
et qu'en défendant les intérêts de l'aliéné séquestré, ce
sont en même temps les leurs qu'elles défendent. Il peut
même arriver que dans cette poursuite, elles aient encore
plus en vue les seconds que les premiers.

En ce qui concerne le mobilier de ces aliénés, l'admi‑
nistration, après avoir résilié le bail le plus promptement
possible, fait mettre leurs meubles en magasin, puis au
bout d'un délai déterminé, un an croyons‑nous, elle les fait
vendre. Si l'aliéné reste séquestré, le montant de cette
vente est affecté, aussi longtemps qu'il reste quelque chose,
à payer les frais de son séjour à l'asile; s'il sort, on lui
rend le surplus. Mais il est évident que pour le malade qui,
après avoir été en proie à un accès de folie, est ainsi rendu
à la raison et à la liberté, cette somme d'argent est loin de
représenter le bien‑être et les avantages que son mobilier
lui procurerait; les objets qui le composaient ont été le plus
souvent vendus à bon marché, et pour en racheter d'autres,
il faut qu'il paye cher; ses meubles pouvaient être vieux et
passés de mode, et cependant ils lui rendaient de bons ser‑
vices; il faut maintenant qu'il en paye d'autres neufs ou du
moins toujours assez dispendieux. En pareille circonstance,
l'administration provisoire de ses biens, tout en agissant

légalement, a en réalité blessé ses intérêts au lieu de les sauvegarder.

Nous n'en concluons pas qu'il ne faut jamais vendre le mobilier des aliénés non interdits et séquestrés ; mais nous pensons qu'il ne faut pas le vendre toujours à une époque fixe, la même pour tous, et qu'il faut au contraire distinguer suivant les cas.

Quand il s'agit d'un aliéné incurable, paralytique ou dément, la vente peut sans inconvénient être faite promptement, sans même attendre un délai de douze mois. Quand, au contraire, l'aliéné peut guérir, de manière à être rendu à la liberté et à ses occupations, il faut lui conserver son mobilier ; et si, pour cela, il est nécessaire d'attendre quinze, dix-huit mois et même deux ans, on doit le faire, dût-on se gêner un peu pour le garder.

Or, il n'y a qu'un moyen de savoir si l'aliéné est vraisemblablement incurable, ou s'il paraît susceptible de guérison ; c'est de faire une enquête sur son état mental, et de demander au médecin qui le traite un rapport sur l'issue probable de sa maladie.

Pour qu'il n'y ait ni doute, ni confusion possible, nous voudrions que ce rapport médical fût rédigé à la demande du président du tribunal, après qu'il aurait reçu la requête à fin d'autorisation de vente, et que le médecin fût informé du but dans lequel on le lui demande.

Ainsi seulement, ce magistrat pourra, en pleine connaissance de cause, juger de l'opportunité de la vente demandée, et il ne l'autorisera qu'après avoir acquis la conviction qu'elle doit être plutôt avantageuse que nuisible aux intérêts du malade.

Jusqu'ici, en nous occupant de la protection accordée par la loi aux intérêts de l'aliéné non interdit, nous n'avons parlé que de l'administrateur provisoire de ses biens. Mais il peut en outre être pourvu, suivant les circonstances, d'un mandataire spécial chargé de le représenter en justice (art. 33), d'un notaire chargé de le représenter dans les inventaires, comptes, partages et liquidation (art. 36) et d'un curateur à sa personne, lequel devra veiller : 1° à ce que ses revenus soient employés à adoucir son sort et à hâter sa guérison ; 2° à ce qu'il soit rendu au libre exercice de ses droits aussitôt que sa situation le permettra (art. 38). Ce système ne brille pas par la simplicité, et tout récemment il a été l'objet d'une sérieuse critique de la part de M. Huc.

Afin de remédier aux inconvénients qu'il signale, ce jurisconsulte propose de réunir entre les mains d'un seul et même agent toutes les attributions partagées aujourd'hui entre l'administrateur provisoire, le mandataire spécial et le curateur.

Cette mesure, si elle était adoptée, dépasserait évidemment le but : les attributions de l'administrateur provisoire et celles du mandataire spécial pourraient sans doute être réunies dans les mêmes mains, mais il n'en saurait être de même de celles du curateur. Celui-ci, en effet, a à remplir un rôle tout spécial qui exige qu'il n'ait aucune communauté d'intérêts avec le malade ; aussi la loi a-t-elle stipulé qu'il ne peut être choisi parmi ses héritiers présomptifs, et il serait extrêmement gênant d'étendre cette même exclusion à l'administrateur provisoire et au mandataire spécial.

Entrons dans quelques détails sur les fonctions théoriques du curateur, et sur ce qu'elles sont dans la pratique.

Il faut bien le reconnaître, la folie a souvent pour résultat de relâcher les liens de famille et de rompre les affections. Souvent aussi l'oubli est le lot de ceux que la maladie éloigne forcément du foyer domestique. Dans les premières périodes de l'affection, alors que l'on espère encore la guérison, les familles ne reculent devant aucun sacrifice ; elles sont prêtes à tout payer. Mais quand l'incurabilité

est reconnue, elles se fatiguent de tant dépenser et restrei-
gnent les frais de la pension. Puis les parents disparaissent ;
il ne reste plus, pour avoir soin du malade, que des alliés
ou des collatéraux, c'est-à-dire des héritiers présomptifs chez lesquels les sentiments d'affection peuvent être
étouffés par la convoitise. Tout ce que coûte le pauvre
aliéné leur paraît autant de dérobé à ce qui doit leur revenir un jour, et ils mettent tous leurs soins à dépenser pour
lui le moins possible.

Tous les médecins aliénistes connaissent des exemples de
cette triste décroissance de bien-être, de ces déchéances
progressives : il y a certains malades qui ont commencé par
être placés dans les maisons de santé où les prix sont les
plus élevés, puis qui, de rabais en rabais, sont tombés aux
plus basses pensions des asiles publics ; heureux lorsque,
dans cette humble position, ils peuvent du moins obtenir le
linge et les effets qui leur sont strictement nécessaires. Et
malheureusement ces privations ne sont pas toujours le
résultat d'une pénurie réelle ; parfois elles ne peuvent être
attribuées qu'à une parcimonie intéressée de la part de
ceux qui sont chargés de pourvoir à leurs besoins.

C'est parce qu'elle connaissait la possibilité de pareils
abus que la loi a voulu que tout aliéné séquestré et non
interdit pût être pourvu d'un curateur, chargé de veiller à
ce qu'il reçût des soins en harmonie avec ses ressources.
Cette prévision était sage, mais il est bien rare qu'elle soit
appliquée.

Sur plusieurs milliers d'aliénés dont nous avons eu à nous
occuper, deux ou trois à peine, à notre connaissance,
étaient pourvus d'un curateur ; encore, en dix ans de pratique dans les asiles publics, ne nous rappelons-nous pas
avoir vu une seule fois un curateur intervenir pour surveiller
activement le bien-être du malade confié à sa sollicitude.

Pour éviter cette négligence, il faudrait qu'au lieu

d'avoir besoin d'être provoquée par une requête spéciale, la nomination d'un curateur fût faite de plein droit. C'est ce qui a lieu en Angleterre, où le lord chancelier est, d'office, chargé de veiller à la conservation de la fortune de tous les aliénés riches, et à l'emploi de leur revenu de la manière la plus propre à assurer leur bien-être, mission qu'il accomplit avec l'aide de deux inspecteurs, docteurs en médecine, nommés maîtres en aliénation mentale (*Masters in lunacy*). Sans doute ce ne serait pas précisément le même système qu'il conviendrait d'établir en France, mais on pourrait certainement atteindre le même but par quelque autre moyen.

Le curateur ne pouvant être choisi parmi les membres de la famille de l'aliéné, ou du moins parmi ceux qui peuvent hériter de lui (art. 38 de la loi), on a proposé de charger de ces fonctions soit le receveur-économe de l'asile (1), soit un membre de la commission de surveillance.

Ni l'une ni l'autre de ces propositions n'est admissible. Il faut que la personnalité du curateur ne dépende pas de l'entrée ou de la sortie du malade de tel ou tel établissement; il faut qu'il soit attaché à la personne du malade, dans quelque asile que celui-ci soit placé. De plus, le comptable de l'asile ou le membre de la commission de surveillance seraient à coup sûr accusés de vouloir exagérer les dépenses, afin d'en faire profiter l'établissement, et de favoriser les intérêts de leur administration plutôt que ceux de leur pensionnaire.

Le curateur doit ne tenir ni à la famille, ni à l'établissement. Sa position doit être indépendante de tout lien, au-dessus de tout soupçon. Ce n'est qu'à ces conditions que son influence peut s'exercer librement en faveur du malade.

Nous demandons donc, afin de combler une lacune

(1) Michaut, Pétition au Sénat, 16 avril 1865.

regrettable de la loi, que, par une mesure générale, il soit nommé un curateur à la personne de tout aliéné non interdit placé dans un asile, et que ce curateur soit muni d'une autorité suffisante pour pouvoir s'acquitter complétement de la mission qui lui est confiée.

IX

Procédure de l'interdiction.

Prescrire que dans toute affaire d'interdiction il sera fait une expertise médicale, et que les experts seront entendus à l'audience publique.

Nous ne nous dissimulons nullement qu'en abordant une semblable question, nous sortons de ce qui a été jusqu'ici l'objet de la législation spéciale aux aliénés, et que nous proposons une modification aux articles 489 et suivants du Code civil, qui constituent le chapitre de l'interdiction.

Mais cette question se relie si intimement à notre sujet, et il nous paraît y avoir de si bonnes raisons pour en parler dans ce travail, que nous croyons devoir passer outre à l'objection qui précède et indiquer ici ce qui serait, à notre avis, une des améliorations des plus considérables à la législation française.

Nous avons montré, en discutant l'article premier de notre programme, qu'au lieu de vouloir isoler l'une de l'autre la médecine et la magistrature, et les empêcher d'intervenir toutes deux dans une même question, nous sommes au contraire d'avis qu'il faut associer leur action et combiner leurs efforts dans quelques-uns des problèmes ardus que soulève l'aliénation mentale. Sans doute, au début, il pourrait bien y avoir quelques tiraillements; mais on ne tarderait pas à constater, comme résultat heureux de cette collaboration, que les médecins deviendraient un peu plus légistes, et que les magistrats adopteraient bien des opinions médicales qu'aujourd'hui ils sont tout disposés à combattre.

Nous avons exposé comment il nous paraît possible et désirable de faire intervenir la magistrature quand il s'agit de priver un citoyen de sa liberté; nous croyons, par suite du même principe, qu'il serait nécessaire de faire intervenir la médecine quand il s'agit de l'interdire, et, si la loi prescrit l'une de ces mesures, elle devrait aussi prescrire l'autre.

Nous savons bien que, dans l'état actuel des choses, il est rare qu'un certificat de médecin ne soit pas fourni à l'appui de la demande d'interdiction. Mais cette pièce même n'est pas indispensable, et nous ne pouvons la trouver suffisante pour procurer à la justice tous les éléments de conviction qu'en pareil cas la médecine pourrait et devrait lui fournir. Ce certificat est ordinairement conçu en quelques lignes ; il est parfois demandé au médecin d'un asile, sans indication du but auquel il est destiné. Aussi ce médecin peut-il omettre d'y mentionner certaines particularités importantes qu'il n'eût pas manqué de donner, s'il eût mieux su de quoi il s'agissait.

D'autre part, lorsque le médecin est prévenu qu'un certificat, délivré par lui, doit être joint à une demande en interdiction, ce peut être précisément pour lui un motif d'être très-réservé et très-peu explicite dans la rédaction de cette pièce ; il sait, en effet, qu'elle sera copiée tout au long dans la requête dont la malade recevra notification, et que pour peu que celui-ci soit encore capable de raisonner et disposé à la vengeance, il peut y avoir là une source d'inconvénients graves et de dangers très-sérieux.

Non, ce n'est pas sous cette forme seulement que la médecine doit être consultée dans une question qui est essentiellement pathologique, comme le Code le reconnaît par le texte même de l'article 510. Pour bien faire, il faudrait qu'elle fût mise formellement en demeure de dire tout ce qu'elle peut savoir sur la maladie, sur ses causes, sur sa gravité, sa durée, son évolution et son issue probables.

Au lieu de cela, le tribunal n'a, pour s'éclairer, que les témoignages de gens étrangers à toutes connaissances médicales, et l'interrogatoire qu'un juge a fait subir au malade, en présence du procureur impérial. C'est donc principalement d'après le résultat de cet interrogatoire que le jugement est rendu.

Or, dans quelle circonstance l'interdiction doit-elle être prononcée? C'est, dit l'article 489 du Code civil, lorsqu'un majeur « est dans un état habituel d'imbécillité, de démence ou de fureur, même lorsque cet état présente des intervalles lucides. » Eh bien ! croit-on que le simple interrogatoire d'un juge fournisse toujours au tribunal des lumières suffisantes pour reconnaître une pareille situation mentale.

Nous ne voulons pas reproduire ici les critiques, parfois ironiques, qui ont été faites par d'autres sur la manière dont ces interrogatoires sont souvent conduits, et sur le peu de signification que peuvent avoir quelques réponses exactes faites à quelques questions banales. Bien que ces critiques soient souvent justifiées par les faits, nous ne voulons pas nous donner l'avantage d'en profiter. Mais n'est-il pas évident qu'un individu peut ne répondre, à un moment donné, que des extravagances et des incohérences au juge qui l'interroge, sans qu'il soit, pour cela, dans l'état habituel de trouble intellectuel que suppose la loi? Ne l'est-il pas également qu'un autre peut répondre, en pareil cas, d'une manière calme et rationnelle, parce qu'il est dans un intervalle lucide, sans que rien permette au juge de faire la distinction entre cet intervalle lucide et un état ordinaire de raison? N'est-il pas enfin assez fréquent qu'un véritable aliéné réponde d'une manière suivie et logique, parce que son délire n'est que partiel et que les sujets sur lesquels il déraisonne, dans ses

propos ou dans ses actes, n'ont pas été abordés par son inter-
rogateur ?

Et dans toutes ces circonstances, le tribunal, de la meilleure foi du monde, rend, faute d'une instruction suffisante,
un jugement qui, si l'on descend au fond des choses, n'est
certes pas conforme à l'équité.

Nous avons vu interdire une femme qui, à l'interrogatoire,
n'avait répondu au juge que par des injures, des menaces et
des voies de fait, et qui trois mois après sortait de l'asile,
parfaitement guérie.

Nous avons vu refuser l'interdiction d'un homme qui avait
répondu d'une manière sensée sur son âge, le pays de sa
naissance, l'objet de son commerce, et qui, mis en liberté
par ordre du tribunal, était ramené à l'asile le soir même,
après avoir commis toutes sortes d'extravagances, immédiatement suivies d'une longue période d'agitation et de
délire violent.

Dans les deux cas, le tribunal avait jugé avec d'excellentes
intentions, personne n'en peut douter, d'après les résultats
de l'interrogatoire, et il avait cru bien faire.

Et cependant, les résultats de ces deux jugements ont été
désastreux. La femme, en rentrant dans son pays, a eu la
douleur d'apprendre que sa maison, c'est-à-dire le plus clair
de son avoir, venait d'être vendue par un fils dissipateur qui
avait eu le talent de se faire nommer tuteur.

L'homme avait deux enfants mineurs, nés d'une mère
étrangère, et dont les intérêts ont souffert, parce qu'il n'a
pas été possible de leur organiser une tutelle régulière.

Les tribunaux dont nous venons de parler auraient très-
probablement su éviter deux erreurs aussi graves, si des
médecins expérimentés avaient été là pour leur dire ce que
les juges ne pouvaient ni deviner, ni reconnaître par eux-
mêmes, c'est-à-dire que dans un cas ils avaient affaire à une
femme atteinte, pour la première fois de sa vie, d'un accès

de manie aiguë dont il était très-rationnel d'espérer la prochaine guérison, et que dans l'autre, il s'agissait d'un homme affecté de démence paralytique, présentant au moment où il avait été interrogé une de ces rémissions si fréquentes dans cette maladie, et si constamment suivies de rechutes mortelles.

Les jugements analogues à ceux que nous venons de citer, d'après notre expérience personnelle, ne sont pas très-rares, et il n'est pas de médecin habitué à soigner les aliénés qui n'en connaisse de semblables. Loin de vouloir incriminer la pureté d'intentions et le savoir des magistrats qui les rendent, nous nous plaisons à reconnaître que faute d'éléments de conviction convenables, ils ne peuvent éviter ces erreurs; mais en même temps nous proclamons la nécessité de leur procurer, par tous les moyens possibles, ces éléments qui leur manquent.

Nous savons bien que, dans certains procès d'interdiction, des médecins spécialistes sont appelés à déposer à l'audience en qualité de témoins ou d'experts. Mais ce ne sont là que des cas exceptionnels, tandis que ce devrait être la règle générale, applicable à tous les cas sans aucune exception.

Ce système fonctionne en Prusse, où il rend d'excellents services. L'expérience acquise dans ce pays voisin est une raison de plus pour encourager à l'appliquer dans le nôtre.

Nous demandons donc que le jugement qui, à la suite de toute demande en interdiction, ordonne que le conseil de famille sera appelé à donner son avis, et que le malade sera interrogé par un juge (art. 494), ordonne en même temps qu'une expertise médicale aura lieu, qu'il désigne les experts et que le jugement définitif ne puisse être rendu qu'en audience publique, les experts étant entendus aussi bien que les parties (art. 498).

X

Surveillance des aliénés en liberté.

Ordonner des mesures de surveillance et des garanties à l'égard des aliénés non légalement séquestrés, et notamment de ceux que les familles placent, hors de chez elles, ailleurs que dans les asiles.

Tous les aliénés ne sont pas placés dans les asiles, il s'en faut de beaucoup ; d'après le recensement général de 1861, il y aurait eu à cette époque, en France, un nombre total de 84 214 aliénés, sur lesquels 31 054 étaient renfermés dans les asiles spéciaux, publics ou privés, et 53,160 restaient en dehors de ces établissements.

Il en est de même dans les autres pays, et dans presque tous, les lois spéciales relatives aux aliénés ont eu soin de prescrire quelques mesures de surveillance à l'égard de ces aliénés légalement libres. Tantôt la loi considère comme asile privé toute maison où un aliéné est gardé et soigné, soit hors de sa famille, soit même au sein de sa famille, et soumet cette maison aux mêmes obligations légales et aux mêmes moyens de surveillance que les asiles véritables ; tantôt elle se contente d'une déclaration une fois faite, et d'un contrôle médical exercé de loin en loin (1).

Ces mesures ont un double motif : elles ont pour but, d'une part, de garantir la société contre les risques que peut lui faire courir un aliéné mal surveillé, d'autre part, de défendre les intérêts de chaque citoyen, en veillant à ce qu'aucun d'eux ne soit gêné dans sa liberté à moins d'être réellement malade ; et dans ce dernier cas à ce qu'il reçoive

____

(1) V. L. Lunier, *Des placements volontaires dans les asiles d'aliénés. Étude sur les législations française et étrangère* (*Annales médico-psychologiques*, juillet 1868).

les soins qu'exige sa position, à ce qu'il ne soit l'objet d'aucun mauvais traitement, d'aucune rigueur intempestive.

C'est, en effet, chez les particuliers et dans les familles, bien plus que dans les asiles, que sont à craindre les séquestrations arbitraires, les négligences coupables, les sévices volontaires ou les simples maladresses résultant de l'inexpérience et des préjugés. Il ne se passe pas une année sans que des faits de ce genre soient signalés par la presse à l'indignation publique, et chacun se rappelle l'émotion que toute l'Europe a éprouvée, il y a quelques mois, quand on découvrit qu'une malheureuse femme était restée enfermée pendant trente ans dans un coin obscur du couvent des religieuses carmélites à Cracovie. Sans doute il a été démontré que la sœur ainsi renfermée était une aliénée et une aliénée difficile à soigner, mais le mystère de la séquestration et l'incompétence des gardiennes ont permis de donner à ce fait une interprétation qui n'aurait jamais été possible, si la pauvre malade avait été soignée dans un asile, ou si au moins l'autorité publique avait été appelée à constater son délire et à surveiller les mesures dont elle était l'objet.

La loi française du 30 juin 1838 s'occupe très-peu de ce côté de la question ; elle se borne à dire (art. 5) : « Les établissements privés, consacrés au traitement d'autres maladies, ne pourront recevoir les personnes atteintes d'aliénation mentale, à moins qu'elles ne soient placées dans un local entièrement séparé. Ces établissements devront être, à cet effet, spécialement autorisés par le gouvernement et seront soumis, en ce qui concerne les aliénés, à toutes les obligations prescrites par la présente loi. » Ce qui revient à dire que ces établissements devront devenir de véritables asiles, ou, en d'autres termes, qu'il ne sera jamais permis de placer un aliéné ailleurs que dans un asile spécial.

La prescription est formelle ; elle a un caractère absolu.

Mais est-elle applicable dans la pratique et est-elle suffisante?

Ces 53 000 aliénés, légalement libres, qui existent en France, ne peuvent pas être purement et simplement abandonnés à eux-mêmes; il faut bien qu'ils soient soignés et gardés. Tous n'ont pas de familles; lors même qu'ils en auraient une, celle-ci ne pourrait pas toujours se charger d'eux, ou ne saurait pas en avoir soin. Que deviennent-ils donc?

Il faut bien le dire, la loi se trouve presque forcément oubliée; tout le monde le sait et personne ne s'y oppose.

N'arrive-t-il pas souvent en effet que des malades, au début de leur folie, sont placés dans des établissements d'hydrothérapie; que des aliénés tranquilles et inoffensifs sont soignés dans des maisons de santé ordinaires; que des dames qui ne peuvent plus rester dans leur famille sont mises en pension dans des couvents, où elles reçoivent les soins d'un médecin spécialiste?

Les mêmes illégalités, puisque cela est illégal, se passent dans des établissements publics. On a souvent à soigner, dans certains hôpitaux que nous pourrions citer, des malades dont l'affection est certainement une folie, et que l'on y conserve tant qu'ils ne sont pas trop gênants.

Les préfets et les conseils généraux eux-mêmes prennent des mesures contraires à la loi, car ils cherchent autant que possible à laisser dans les hospices, à la charge des communes, les vieillards en démence sénile, les imbéciles et les idiots; et certes ce sont bien là des aliénés.

On doit donc le reconnaître, les prescriptions de l'article 5 de la loi sont inapplicables, et dès lors il importerait de les modifier pour mettre la lettre en harmonie avec les faits. Il faudrait mieux admettre ceux-ci, les réglementer et les soumettre à un contrôle effectif, que de les interdire en droit et de les tolérer en pratique, comme cela a lieu.

Il en est de même pour les aliénés conservés dans les habitations privées. Du moment où ils sont atteints de folie, on est obligé de les garder, de les contraindre à certains égards, d'apporter certaines restrictions à leur liberté; ce sont certainement là des mesures nécessaires, des précautions indispensables, et l'on ne saurait appliquer à ceux qui les prennent les peines prescrites par l'article 341 du Code pénal contre le crime de séquestration de personnes. A qui viendrait-il l'idée de condamner aux travaux forcés la femme qui retient, même de force, et soigne malgré lui son mari qui a perdu la tête? Et cependant, au point de vue du droit pur, il n'y a pas de milieu entre le placement dans un asile et la séquestration illégale, et c'est encore la tolérance qui est obligée de faire, entre ces deux extrêmes, la part de l'équité. Ne faudrait-il pas mieux que cette part fût faite par la loi elle même?

M. le docteur Bouchard, dans un mémoire fort bien pensé et fort bien écrit, sur la question des aliénés et la loi du 30 juin 1838, a particulièrement insisté sur ce côté de la question, et a demandé, comme nous, que des mesures fussent prises à l'égard des aliénés légalement libres, dont la loi ne s'occupe pas aujourd'hui.

Il propose qu'à partir du moment où l'on reconnaît qu'une personne est atteinte d'aliénation mentale et a besoin d'être soignée en conséquence, sans qu'on la place dans un asile, il en soit donné avis aux autorités administratives et judiciaires, et qu'un certificat de médecin soit fourni à l'appui de cette déclaration.

A partir de ce moment, dit-il, la surveillance pourrait s'exercer suivant le mode habituel. Il entend sans doute par là que le malade serait soumis, dans les trois jours, à l'examen d'un médecin envoyé par le préfet (art. 9), et ensuite à la visite trimestrielle du procureur impérial, tandis que le président du tribunal, le juge de paix, le maire, le le préfet et ses délégués, ceux du ministre, seraient aussi chargés de la visite, mais à leur connaissance, sans époque fixe (art. 4). Cela serait bien compliqué, et il serait facile, croyons-nous, le principe une fois admis, de formuler la mesure d'une manière plus nette et plus pratique. On pourrait dire, par exemple, que le malade sera visité chaque semestre par le juge de paix de son canton et par un médecin délégué du préfet (le médecin cantonal, là où il en existe), et que tous deux enverront à l'autorité dont ils relèvent un rapport sur le résultat de leur visite, et, s'il y a lieu, des propositions sur les mesures à prendre dans l'intérêt du malade ou de la société. Mais, pour être un peu trop vague, la proposition de M. Bouchard n'en mérite pas moins une très-sérieuse attention, et nous nous associons complétement à lui lorsqu'il ajoute : « Cette modification sauvegarderait à la fois les intérêts des familles et ceux des aliénés, donnerait au médecin plus de latitude pour le choix et l'application d'un traitement dans les premières périodes de la maladie, ou à l'époque de la convalescence, et rendrait enfin possible chez nous, mais dans des limites assez restreintes, l'application du système familial, du traitement des aliénés dans leur famille assistée ou chez un étranger rémunéré, système qui, sous la loi actuelle, deviendrait la source d'abus inévitables (1). »

XI

Prévenus soupçonnés de folie.

Autoriser le placement provisoire dans les asiles, à titre d'observation, des prévenus soupçonnés de folie.

Il arrive souvent que des doutes s'élèvent dans l'esprit d'un magistrat instructeur sur l'intégrité de la raison d'un

______

(1) *Gazette hebdomadaire de médecine et de chirurgie*, année 1868, p. 673.

individu prévenu de quelque crime ou de quelque délit. Le magistrat ne manque pas, en pareil cas, de recourir aux lumières de la science médicale et de charger un ou plusieurs médecins d'examiner l'état mental de l'individu et de déterminer s'il est ou non atteint de folie. Il est juste d'ajouter que lorsqu'il existe un asile d'aliénés dans le ressort judiciaire, le médecin de cet asile est, à cause de sa spécialité, presque toujours chargé de cet examen.

Mais il y a plus : afin de rendre cet examen plus facile et plus concluant, le prévenu est souvent envoyé en observation à l'asile même.

Cette mesure est une pratique excellente. En effet, il y a une très-grande différence, pour le médecin expert, d'en être réduit à faire au prévenu quelques visites, dans sa prison, sans autres renseignements que ceux qui lui sont donnés par les gardiens de cette prison, ou bien de l'avoir sous les yeux dans l'asile même dont il est le chef. Là, il le voit matin et soir, il est tenu au courant de tout ce qui le concerne, il peut l'entourer d'une surveillance continue exercée par des agents habitués à ce genre de malades ; il peut, plus facilement que partout ailleurs, pénétrer et déjouer les tentatives de simulation ; l'asile enfin présente des garanties suffisantes contre une évasion, au moins dans la majorité des cas. Nous le répétons donc, la mesure est excellente en pratique, mais elle a un inconvénient très-grave, celui d'être illégale.

La loi en effet est formelle. Les asiles, d'après elle, ne peuvent admettre que des aliénés, placés volontairement ou d'office, mais dans tous les cas reconnus et déclarés aliénés. Telle n'est pas la position du prévenu qui y est envoyé, précisément pour que l'on reconnaisse s'il jouit ou non de sa raison, s'il doit être déclaré responsable ou irresponsable de ses actes, en un mot s'il est fou ou s'il ne l'est pas.

Nous savons bien que ces individus sont envoyés à l'asile en vertu d'une pièce officielle : celle-ci peut être une ordonnance du procureur impérial ou du président des assises; elle peut même être un arrêté du préfet, rendu à la demande de l'autorité judiciaire. Mais pour être officielles, ces pièces n'en sont pas plus légales. La responsabilité du chef de l'asile peut être mise à couvert par l'ordre qu'il reçoit de son supérieur, mais la loi n'en est pas moins violée.

Ici encore, il faudrait modifier cette loi de manière à la mettre d'accord avec l'équité et la pratique.

Il y a grand avantage à ce que certains prévenus puissent être conduits dans les asiles afin d'être soumis à une expertise médico-légale, cela est certain.

Il n'y a pas du reste à invoquer en pareille matière le principe de la liberté individuelle : ces prévenus sont déjà privés de la leur; la société a été obligée de les éloigner de son sein, et le séjour de l'asile, à coup sûr, n'est pas plus compromettant pour eux que celui de la prison.

Nous pensons donc qu'il y aurait avantage à ce que la loi sur les aliénés contînt une clause en vertu de laquelle certains magistrats, les procureurs généraux par exemple, pussent envoyer un prévenu, sur l'état mental duquel des doutes se seraient élevés, en observation dans un asile public.

XII

Aliénés dits criminels.

Soumettre à des mesures légales spéciales les individus dits « aliénés criminels ».

C'est uniquement pour nous conformer à un usage aujourd'hui généralement adopté, et pour éviter une périphrase embarrassante, que nous employons cette dénomination d'*aliénés criminels* qui nous est venue d'Angleterre.

En réalité, la notion de crime doit disparaître là où commence celle de folie, et logiquement l'association de ces deux mots devrait être absolument évitée.

Quoi qu'il en soit, sous le nom d'aliénés criminels, on confond des malades appartenant à bien des catégories différentes. En effet, selon les cas, on désigne ainsi :

Des condamnés, qui étaient sains d'esprit au moment de l'acte et du jugement, et qui depuis sont devenus fous;

Des gens, condamnés pour un fait réputé crime ou délit, et qui, on le reconnaît après la condamnation, étaient déjà atteints de folie lorsqu'ils ont commis l'acte incriminé;

Des gens qui, mis en jugement, ont été reconnus aliénés, et acquittés comme irresponsables d'un acte inspiré par le délire;

Des prévenus qui paraissent avoir été sains d'esprit quand ils ont commis l'acte, mais qui, devenus fous pendant l'instruction de l'affaire, ne peuvent passer en jugement, vu leur état actuel de trouble intellectuel;

Des prévenus qui sont reconnus fous pendant l'instruction, qui, à cause de leur état d'aliénation au moment de l'acte, sont l'objet d'une ordonnance de non-lieu, mais que l'autorité judiciaire remet aux mains de l'autorité administrative afin que celle-ci les mette hors d'état de recommencer;

Des gens qui ont commis des actes justiciables des tribunaux, mais qui, même avant le commencement de l'instruction, sont reconnus comme aliénés et envoyés d'emblée dans des asiles.

C'est l'Angleterre, avons-nous dit, qui a consacré cette dénomination d'aliénés criminels, « criminal lunatics ». Depuis 1800 ils ont été, dans ce pays, l'objet d'un grand nombre d'actes du Parlement, qui prescrivent à leur égard des mesures spéciales. La principale consiste à les faire renfermer dans des asiles qui leur sont exclusivement consacrés. Aujourd'hui il existe dans le Royaume-Uni trois de ces

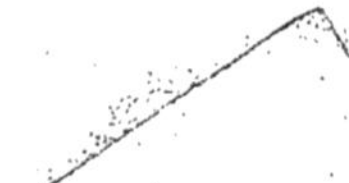

asiles : celui de Broadmor en Angleterre, celui de Drum-
drum en Irlande, un autre servant d'annexe à la prison de
Perth, en Ecosse.

En France, les malades appartenant aux différentes catégories que nous venons de mentionner ne sont l'objet
d'aucune disposition légale qui leur soit propre, et aucun
établissement spécial ne leur est destiné.

Quelques-uns, lorsqu'ils sont dans les prisons, y restent ;
d'autres en plus grand nombre sont mis dans les asiles
d'aliénés ordinaires, et mêlés aux autres malades.

Cet état de choses a été critiqué depuis longtemps. Plusieurs auteurs, Georget, Parchappe, MM. Brierre de Boismont (1) et Legrand du Saulle ont demandé la création
d'asiles spéciaux. D'autres, notamment M. J. Falret, ont
combattu cette proposition comme inutile (2).

Sans entrer ici dans une discussion qui nous entraînerait
trop loin, nous reconnaîtrons avec M. Falret que beaucoup
des malades rentrant dans l'une ou l'autre des catégories
énumérées ci-dessus peuvent, sans aucun inconvénient,
séjourner dans les asiles ordinaires, confondus avec la
foule des aliénés placés d'office.

Mais il n'en est pas de même pour tous les cas. Il est
certain que dans un asile ordinaire, surtout s'il reçoit des
pensionnaires de classes aisées, il peut y avoir des inconvénients très-graves à admettre certains criminels venant
d'une maison centrale ou du bagne. Il n'y en a pas moins à
être obligé de recevoir, même sans qu'ils aient été condamnés, des hommes qui ont attiré sur eux une lugubre

(1) Brierre de Boismont, *Les fous criminels de l'Angleterre. Étude
médico-psychologique et légale* (*Ann. d'hyg.*, 1869, 2e série, t. XXXI,
p. 382).

(2) Voyez J. Falret, Société médico-psychologique, séance du
15 novembre 1868 (*Annales médico-psychologiques*, 5e série, t. I,
p. 136).

notoriété par la monstruosité de leurs méfaits, alors même que ceux-ci ont été inspirés par le délire.

Pour ne citer qu'un exemple de ces inconvénients, nous rappellerons le funeste accident arrivé il y a quelques années à l'asile de Marseille, où trois infirmiers furent tués en quelques instants par deux malades qui cherchaient à s'évader. Ces deux malades étaient des épileptiques venant du bagne de Toulon.

Nous-même, dans un asile dont nous étions directeur-médecin, nous avons reçu un jour sept épileptiques évacués d'un seul coup d'une maison centrale. Leur présence au milieu de nos malades fut la source de tant de difficultés, de tant d'embarras, que nous dûmes nous adresser à l'autorité supérieure et faire réclamations sur réclamations pour obtenir qu'on nous débarrassât de ces hôtes indisci-plinés et dangereux. Enfin, sur notre déclaration que nous nous attendions, d'un moment à l'autre, à une évasion que les conditions matérielles de l'asile ne nous permettaient pas d'empêcher à coup sûr, le ministre voulut bien autori-ser leur réintégration dans la maison centrale. La veille du jour où cette décision nous fut notifiée, trois de ces ban-dits, justifiant nos craintes, étaient parvenus à s'échapper, et d'importants délits commis dans les campagnes voisines ne tardèrent pas à y signaler leur présence.

Pour les individus de ce genre, nous pensons qu'il fau-drait prendre des mesures spéciales; nous reconnaissons que du moment où ils sont malades, la prison proprement dite ne leur convient pas, mais nos asiles ordinaires ne sont pas davantage faits pour les recevoir. Il faudrait organiser à leur usage une sorte d'établissement mixte, intermédiaire entre l'asile et la prison; le mieux serait peut-être, ainsi que l'administration supérieure paraît y avoir songé plus d'une fois, d'établir, auprès de certains établissements pénitentiaires, un quartier spécial d'aliénés, aménagé comme le sont les bons asiles et confié à la direction d'un médecin aliéniste expérimenté.

Mais ce n'est pas seulement au point de vue du lieu où ils doivent être séquestrés que, dans l'état actuel de la législation, ces individus peuvent être une cause très-grave d'embarras.

Il arrive, par exemple, assez souvent qu'un homme qui, dans un état de délire, a commis un crime, un meurtre, et qui, reconnu aliéné, a été séquestré comme tel dans un asile, présente au bout d'un certain temps une amélioration considérable dans son état mental, et réclame sa mise en liberté.

La perplexité est alors extrême pour le médecin. Il est en présence d'un homme qui ne déraisonne ni dans ses propos, ni dans ses actes. En circonstances ordinaires, d'après le texte de la loi, il devrait le déclarer guéri et le faire sortir de l'asile; mais cet homme a commis un meurtre; mais sa maladie est une de ces folies partielles qu'un séjour de quelque temps dans un asile suffit presque constamment à masquer ou à neutraliser, et qui se reproduisent presque fatalement après la sortie. Il y a tout à craindre qu'une fois dehors, celui-ci ne retombe dans les mêmes égarements et ne commette un nouveau crime.

Quelle grave alternative! Garder cet homme, c'est commettre un attentat apparent contre la liberté individuelle; le mettre en liberté, c'est exposer la société à un danger imminent

Nous nous sommes trouvé en proie à ce dilemme, et nous savons par expérience combien cet embarras est terrible. La plupart de nos collègues ont éprouvé les mêmes difficultés.

Pour nous, dans deux cas de ce genre, nous avons cru devoir nous déterminer, par prudence, à conserver des malades homicides, bien qu'ils pussent paraître guéris. Nous avons refusé de prendre l'initiative de leur mise en liberté, et quand des réclamations ont été adressées à l'autorité administrative, nous avons fourni à celle-ci des explications qu'elle a sanctionnées en maintenant le placement d'office.

Mais, nous le reconnaissons, nous nous mettions ainsi à côté de la stricte légalité; pour éviter cet inconvénient, il faudrait donc que la loi fixât une règle de conduite à suivre dans les cas de ce genre. Nous serions d'avis qu'elle autorisât le maintien de la séquestration, même après la guérison apparente, à l'égard de tout individu ayant, dans un état de folie, commis un homicide ou une tentative sérieuse d'homicide. Le risque qu'une récidive ferait courir à la société est tellement grave, qu'elle doit avoir le droit de prendre des mesures énergiques pour sa protection.

Il y a encore une autre catégorie d'individus qui sont une cause continuelle d'embarras pour les médecins aliénistes et pour les magistrats. Ce sont ces êtres à organisation défectueuse, à penchants vicieux, à instincts maladifs, qui ne peuvent se fixer à aucune occupation suivie, ni supporter le grand air sans devenir malades d'ivrognerie et de débauche. A moitié fous et à moitié sains, ils oscillent sans cesse entre la raison et le délire ; ils sortent de prison pour entrer à l'asile; à peine hors de l'asile, ils retombent en prison. Se conduire raisonnablement quand ils sont en liberté, cela leur est absolument impossible. Par contre, dès qu'ils sont enfermés, ils redeviennent logiques dans leurs propos, réguliers dans leurs actes, et en raison de la législation courante, on est bientôt obligé de les laisser sortir.

Ces individus sont bien réellement des malades, des aliénés, mais ils cessent d'en avoir l'air dès qu'ils sont enfermés, pour en reprendre toutes les allures dès qu'ils sont libres. Pour se faire une idée des embarras qu'ils occasionnent, on peut se reporter au mémoire de M. Brierre de Boismont sur les aliénés vagabonds (1), et aux dépositions du docteur Blanche dans les affaires toutes récentes des nommés Apparcelle, Petion de Villeneuve et Jeanne (2).

Sans doute, il faudrait se garder de faire un procès de tendance, et de soumettre qui que ce soit à une séquestration perpétuelle, sur une simple présomption. Mais quand les mêmes faits se reproduisent coup sur coup exactement de la même manière, lorsque l'expérience a été faite et refaite un grand nombre de fois et a démontré, de façon à ne laisser aucun doute, que ces malheureux, si raisonnables à l'asile, sont incapables de conserver leur raison une fois qu'ils sont rendus à la société, il devrait être permis par la loi de prolonger leur séquestration, afin d'éviter une inévitable rechute et tous les dangers qu'elle entraîne.

Nous sommes loin d'avoir épuisé toutes les considérations intéressantes auxquelles pourraient donner lieu les questions médico-légales relatives à la folie, mais nous en avons dit assez pour montrer que, pour plusieurs d'entre elles, la législation actuelle rend les décisions à prendre extrêmement embarrassantes, et pour faire voir que des problèmes d'une haute importance restent encore sans solution légale. C'est, nous l'espérons du moins, avoir démontré que l'on ne saurait réviser la loi du 30 juin 1838 sans y introduire quelque nouvelle mesure s'appliquant aux maladies de ce genre.

Par les développements dans lesquels nous venons d'entrer, sur chacun des articles du programme d'améliora-

(1) Brierre de Boismont, *De la nécessité de créer un établissement spécial pour les aliénés vagabonds et criminels* (*Annales d'hygiène et de médecine légale*, 1846, t. XXXV, p. 396).

(2) Voyez le *Droit* et la *Gazette des tribunaux* des 12 août, 20 octobre et 11 novembre 1869.

lions que nous proposons d'apporter à la loi du 30 juin 1838,
nous espérons avoir réussi à démontrer, comme nous en
avons annoncé l'intention, que si c'est un devoir de défendre cette loi contre des attaques injustes, c'en est un également de reconnaître que du premier coup, le législateur
n'a pu atteindre à la perfection ; d'avouer que, malgré sa
grande valeur, son œuvre est susceptible de certains perfectionnements et qu'elle présente quelques lacunes qu'il
serait possible de combler.

Dans les circonstances actuelles il appartient à la médecine spécialiste de préparer des matériaux pour la révision
de cette loi, comme elle a préparé, il y a plus de trente
ans, ceux de la loi elle-même. Ainsi que l'a si bien dit le
professeur Tardieu, « l'intervention de la médecine, c'est-
à-dire de la science de l'homme, dans les questions sociales
et économiques, est comprise aujourd'hui par tous les
esprits élevés et, ce qu'il convient de dire bien haut à
l'honneur du pays, acceptée sans difficulté par les pouvoirs
publics (1). »

Sans aucun doute, la question des aliénés est l'une des
branches les plus considérables de cette médecine politique et sociale dont l'action paraît devoir prendre une place
de plus en plus large dans l'existence des sociétés modernes.

Fermement convaincu de l'importance de ces problèmes,
nous avons pensé que pour travailler à leur solution, ce
n'était pas trop que le concours des efforts de tous ceux
qui les ont étudiés. Nous serions amplement récompensé
des nôtres, si nos propositions paraissaient avoir assez de
valeur pratique pour fixer l'attention de ceux auxquels
incombe la lourde tâche de rendre meilleure une législation déjà bonne.

(1) Tardieu, *Bulletin de l'Académie de médecine*, séance du 2 janvier 1867, t. XXXII, p. 344.

On nous reprochera peut-être de n'avoir pas donné à nos propositions la forme nette et absolue d'un projet de loi; c'est avec intention que nous avons évité de le faire. Notre désir n'a été que de faire une sorte d'exposé de motifs; et nous n'avons jamais eu la prétention de dicter la formule sous laquelle ces modifications devraient être rendues exécutoires. Celle-ci ne serait pas difficile à trouver, si le fond même de nos idées était adopté.

APPENDICE (1).

Des certificats, bulletins, lettres, délivrés par les chefs des Asiles.

Une question toute nouvelle de jurisprudence, relative à la direction administrative et médicale des asiles d'aliénés, vient d'être portée devant le Conseil d'État, et y a été l'objet d'une importante discussion dans la séance du 31 décembre 1869. Il s'agissait de savoir si le chef d'un asile d'aliénés qui délivre un certificat constatant qu'une personne est ou a été traitée dans l'établissement, enfreint les lois et règlements en vigueur, et s'il peut devenir l'objet d'une poursuite en diffamation.

Sur le premier point il ne peut y avoir de doute; il n'existe ni loi, ni règlement qui ait prévu le cas; il ne peut donc y avoir infraction commise. Quant à la seconde question, elle ne se prête pas à une réponse générale et collective, et ce n'est que par une étude attentive des faits relatifs à chaque cas particulier que la solution peut être obtenue. Dans l'espèce qui a été le point de départ de cette discussion, le

---

(1) S'il est désirable d'améliorer, dans les limites du possible, la législation existante, il est tout aussi important, nous l'avons déjà dit, de ne pas la gâter par des innovations plus nuisibles qu'utiles. Aussi avons-nous voulu rattacher à notre sujet l'étude d'une question tout récemment soulevée, et montrer qu'au lieu d'instituer à cette occasion une réglementation nouvelle, le mieux serait de ne rien changer à ce qui est.

certificat avait été donné pour éclairer la justice, au cours
d'un procès pendant, et sa délivrance ne pouvait entraîner
aucune responsabilité ni justifier aucune plainte. Aussi le
Conseil d'État a-t-il repoussé, à juste raison, la demande
de poursuites qui lui était adressée.

Mais à cette occasion, on s'est demandé s'il n'y avait pas
là un certain danger pour l'honorabilité et la réputation
des familles, et s'il ne conviendrait pas d'interdire la délivrance de semblables certificats, ou du moins de la réglementer d'une manière rigoureuse, afin d'éviter que des tiers
malintentionnés ne pussent se procurer des pièces dont ils
seraient ensuite disposés à abuser.

Cette préoccupation est évidemment des plus honorables,
et nous avons trop souvent invoqué, ici même, le droit que
les malades et les familles ont de compter sur la discrétion médicale, pour ne pas l'approuver complétement en
principe. Mais, dans la pratique, nous craignons que l'on ne
rencontre de grandes difficultés, si l'on veut soumettre à une
réglementation administrative une matière aussi délicate.

Et d'abord, il ne peut être question de considérer comme
diffamatoire toute pièce constatant le séjour d'une personne
quelconque dans un asile d'aliénés. Car, dans ce cas, il
faudrait que les poursuites fussent continuelles, le délit
étant permanent. Dans tout asile un peu important, des certificats de ce genre sont en effet demandés tous les jours.

Tantôt il s'agit de faire toucher une pension pour laquelle
on exige un certificat de vie; tantôt il faut obtenir un congé
d'une administration quelconque, et fournir à l'appui de la
demande une attestation de la maladie et de sa nature. Ou
bien c'est un jeune homme qui veut s'engager, un fils ou
une fille qui vont se marier, et il faut établir que les parents
sont en traitement pour cause d'aliénation mentale, et
ne peuvent donner leur consentement. D'autres fois, c'est
un conseil de famille à réunir, une interdiction à pour-

suivre, une association commerciale à dissoudre, et ici encore la constatation de la maladie est indispensable.

Dans aucun de ces cas il n'est possible de refuser le certificat demandé; aucun règlement ne pourrait interdire de le délivrer, et cependant il n'y a pas une de ces circonstances où l'on puisse être absolument certain que la pièce ainsi obtenue ne sera pas détournée du but auquel elle a été destinée, et ne sera pas transformée en instrument de diffamation. Comment l'administration supérieure ferait-elle pour prévoir les cas où cet inconvénient pourra se produire? Comment s'y prendrait-elle pour donner des instructions qui missent à l'abri de ce danger?

Mais il y a bien d'autres pièces de témoignage qui pourraient être employées comme moyen de donner l'éclat de la publicité au traitement d'une personne dans un asile. On délivre journellement aux familles et aux amis qui en font la demande des bulletins de santé qui équivalent à des certificats. L'envoi de pareils bulletins, à des époques déterminées, est même une des garanties annoncées aux familles par tous les prospectus. Faudra-t-il défendre aussi l'envoi de ces bulletins, ou bien un règlement prétendra-t-il le limiter aux parents d'un degré rapproché? Comme s'il n'y avait pas souvent des parents très-proches animés de sentiments fort hostiles! Et par contre, certains malades ne reçoivent-ils pas, de la part de simples amis, les témoignages de l'intérêt le plus soutenu, de la tendresse la plus active? Comment donner aux premiers des droits que l'on refuserait aux seconds?

Mais les médecins reçoivent sans cesse des lettres qui sollicitent des renseignements sur l'état de tel ou tel malade, et leur réponse pourrait, elle aussi, être considérée comme un instrument possible de diffamation, puisqu'elle établit qu'à une certaine date déterminée, une certaine personne était dans un asile! Défendra-t-on au médecin d'écrire aux familles comment se portent leurs malades?

Mais le même usage coupable pourrait être fait d'une lettre administrative qui réclame des effets de lingerie ou d'habillement, d'un reçu qui constate le versement d'une pension. Faudra-t-il, par crainte exagérée d'un danger possible, mettre obstacle à des actes absolument nécessaires pour la régularité du service?

Et puis, si l'on défendait d'écrire, permettrait-on de parler? On peut aussi bien nuire à la réputation d'une personne en disant qu'elle est affectée de folie qu'en l'écrivant; et pour être logique jusqu'au bout, il faudrait réglementer aussi les relations verbales des chefs de l'asile avec les personnes qui s'intéressent aux malades qui y sont placés.

Si de pareilles restrictions étaient possibles, ce qui n'est pas, elles ne manqueraient pas d'avoir le plus pernicieux résultat, et ce serait alors que l'on pourrait dire avec raison que les asiles sont des *in pace* où les malades, enterrés vivants, n'ont plus aucun lien qui les rattache au monde extérieur, des bastilles qui cachent à tous les yeux le sort de ceux qui ont le malheur d'y être enfermés.

Nous ne voulons pas dire par là que ces établissements doivent être ouverts à toutes les curiosités, accessibles à toutes les indiscrétions, que toute demande de renseignements ou de certificats doive être accueillie avec faveur, de quelque part qu'elle vienne. Loin de là; nous le répétons, une discrétion relative est un devoir pour les médecins et pour les administrateurs. Mais ce sont eux et eux seuls qui peuvent être juges des limites dans lesquelles ils doivent parler et se taire, des circonstances où ils doivent délivrer les pièces, certificats, bulletins, lettres, qui leur sont demandés, et de celles où ils doivent les refuser.

Toute réglementation édictée pour leur tracer, à cet égard, une ligne de conduite obligatoire, sera certainement frappée d'impuissance, par suite de l'impossibilité de prévoir toutes les éventualités qui pourront se présenter dans la pratique.

Nous pensons donc qu'il n'y a rien à changer sous ce rapport à l'état de chose actuel, et que les chefs d'asiles doivent rester libres de juger par eux-mêmes ce qu'ils ont à faire dans les questions de ce genre. Les abus continueront à être suffisamment prévenus par la conscience et la droiture de ceux qui agiront ainsi sous leur propre responsabilité, et au besoin par les poursuites dont ils pourraient être l'objet s'ils avaient manqué sciemment aux devoirs de leur position.

QUATRIÈME PARTIE.

ASSISTANCE.

Notre but n'est pas de traiter ici, d'une manière générale et méthodique, toutes les questions relatives à l'assistance des aliénés. Une pareille entreprise exigerait un travail considérable, et plus d'un livre volumineux y a été exclusivement consacré. A défaut de ces ouvrages spéciaux, nous indiquerons, comme abrégés très-bons à consulter sur ce sujet, un mémoire de M. Pain (1) et un article de Parchappe, suivi d'un index bibliographique très-complet (2).

Pour nous, nous voulons seulement faire connaître notre opinion personnelle sur celles de ces questions qui ont fait l'objet de discussions récentes, et qui, sortant du domaine purement médical, ont appelé sur elles l'attention publique.

Nous parlerons d'abord de la théorie anglaise du *no · restraint*. Puis passant en revue les différents systèmes d'assistance préconisés dans ces derniers temps pour remplacer les asiles actuels, nous chercherons à déterminer les avantages et les inconvénients du traitement des aliénés : 1° dans leur famille, 2° chez des infirmiers, 3° à Gheel, 4° dans les colonies agricoles. Nous finirons en indiquant les règles les plus essentielles à observer dans la fondation et l'organisation des asiles publics, qui sont destinés, nous

(1) Pain, *Des divers modes de l'assistance publique appliquée aux aliénés* (*Annales d'hygiène et de médecine légale*, 8ᵉ série, t. XXIV, 1865).

(2) Parchappe, art ALIÉNÉS (*Assistance et Asiles*), *Dictionnaire encyclopédique des sciences médicales*, t. III, p. 63 à 118.

n'en doutons pas, à rester longtemps encore le genre d'établissements le plus généralement adopté pour le traitement et l'entretien des malades frappés de folie.

I

La théorie du no-restraint.

En Angleterre, l'existence de la médecine aliéniste,
comme école distincte et spécialité professionnelle, avait
devancé d'un demi-siècle son organisation en France; mais
les soins donnés à la généralité des malades laissaient encore beaucoup à désirer, lorsque William Tuke entreprit
de remédier à cet état de choses en 1792, l'année même où
Pinel inaugurait chez nous le nouveau régime des aliénés.
A partir de cette époque, les progrès furent poursuivis avec
beaucoup d'ardeur et de persévérance, et les résultats
furent ce qu'ils devaient être dans un pays où les efforts
individuels et l'argent se mettent si docilement au service des grandes idées pratiques. Malheureusement l'amélioration ne s'est pas encore généralisée, et si les aliénés
placés dans les asiles de comté récemment construits y
trouvent tous les avantages des systèmes d'assistance les plus
perfectionnés, il n'en est pas de même de ceux encore trop
nombreux qui restent enfermés dans les workhouses (1).

Mais l'Angleterre ne s'est pas bornée à faire le bien
comme les autres pays; elle a cru pouvoir les dépasser tous
dans la voie du progrès, et la nouvelle école anglaise a prétendu inaugurer, elle aussi, une réforme non moins radicale que celle de Pinel, en préconisant, sous le patronage d'un
médecin éminent et justement honoré, le docteur Conolly,
la théorie du *no-restraint* (2). C'est même sur ce terrain que

(1) Dumesnil, *Quelques aperçus comparatifs sur les soins de l'assistance donnés aux aliénés en France et ailleurs.* Rouen, 1869.
(2) Morel, *Le no-restraint.* Paris, 1860.

le régime des aliénés, en France, a commencé à être vivement attaqué; c'est en invoquant l'exemple de nos voisins
d'outre-mer que l'on nous a d'abord accusés d'être inhu-
mains et honteusement retardataires.

Nous ne regrettons pas ces attaques; elles n'ont pas eu,
il est vrai, pour résultat, de faire abandonner complète-
ment les procédés contre lesquels elles étaient dirigées, et
nous croyons que cet abandon absolu n'est pas prochain;
mais elles n'en ont pas moins eu un avantage réel, celui de
nous en faire mieux étudier et préciser les indications, et
d'en réduire l'emploi.

Nous résumerons d'une manière aussi succincte que possible ce qu'il nous paraît indispensable de dire ici sur cette
importante question.

No-restraint, on le comprend facilement, veut dire nulle
contrainte, absence de toute coercition. Or, dans les mesures que les familles ou la société ont l'habitude de prendre à l'égard des personnes privées de raison, la contrainte
existe à chaque pas. C'est contraindre un aliéné que de le
retenir malgré lui, dans une maison, fût-elle la sienne propre, et y fût-il entouré de ses parents et de ses serviteurs;
c'est le contraindre que de l'empêcher d'accomplir des
actes déraisonnables ou compromettants pour ses intérêts,
que de le protéger contre ses tendances au suicide; que de
veiller à ce qu'il ne fasse de mal à personne; c'est le contraindre que de l'enlever à sa demeure, à ses occupations,
à son milieu ordinaire, lorsqu'il ne peut plus vivre de la
vie commune, et de le transporter dans un établissement
spécial, celui-ci eût-il même neuf lieues de tour; c'est le
contraindre que de le retenir dans cet établissement, de l'y
astreindre à habiter un local déterminé, à suivre une discipline régulière, en ce qui concerne la vie quotidienne,
les repas, le travail, les distractions mêmes; c'est le contraindre que de l'y soumettre à un traitement médical, de

lui faire prendre des médicaments, des bains, etc. ; c'est le contraindre, lorsqu'il est violent et agité, dangereux pour lui-même ou pour les autres, lorsqu'une exaltation incessante et incoercible le pousse, malgré lui, à se mutiler, à déchirer ses vêtements, à détruire tout ce qui lui tombe sous la main, à tout souiller de ses ordures, que de mettre ordre à tous ces inconvénients, soit en le faisant maintenir par des gardiens, soit en l'enfermant dans une cellule, soit enfin en fixant ses bras et ses mains contre son corps à l'aide de cette sorte de vêtement, partout connu sous le nom de camisole de force, qui l'empêche de nuire, sans entraver aucune des fonctions physiologiques importantes. Toutes les mesures dont il est l'objet, en un mot, sont des contraintes, et dans l'état actuel de notre société et de nos mœurs, on peut dire que leur emploi est généralement regardé comme indispensable à l'égard des infortunés que leur égarement d'esprit met dans un état continuel de révolte inconsciente et involontaire contre les lois, contre l'ordre public, contre la morale, contre la sécurité de tous et de chacun, contre leur propre sûreté, contre tous les devoirs, tous les droits et toutes les convenances.

Le système du *no-restraint* fait-il cesser toutes ces contraintes? On devrait le croire, d'après son nom; mais il n'en est rien. Il les laisse toutes subsister, sauf une seule, la camisole; toutes les autres lui paraissent indispensables, tandis que celle-là, il la considère comme une barbarie, comme un affront impardonnable fait à l'homme, image de Dieu. Il la bannit donc d'une manière absolue; mais comme il ne peut pas, du même coup, abolir les inconvénients auxquels elle a pour but de parer, il les combat par d'autres moyens de contrainte, l'action manuelle des gardiens ou le renfermement dans une cellule matelassée.

Voilà en réalité et au point de vue strictement pratique, à quels termes se réduit la question du *no-restraint*, sur la-

quelle se sont produites tant de discussions, et ont éclaté
tant de dissidences. Au fond, celles-ci sont plus apparentes
que réelles, au moins en ce qui concerne notre pays.

Il n'est pas, en effet, un seul médecin d'aliénés, en France,
qui ne soit aujourd'hui profondément convaincu que les
malades confiés à ses soins doivent être traités avec la plus
grande douceur; pas un seul qui ne sente le devoir d'atténuer la plus dure et la première des contraintes auxquelles
ils sont soumis, la privation de leur liberté, par une sorte
d'indépendance relative dans le domaine borné où ils sont
forcés de vivre, et de leur laisser au moins, sauf le cas d'absolue nécessité, la libre disposition de leurs personnes et
celle de leurs membres. Mais il n'en est pas un seul, non
plus, qui ne sache que, dans certains cas, ce dernier vestige
de la liberté lui-même aurait les conséquences les plus fu-
nestes, et qui ne subisse impérieusement la nécessité d'y
mettre un frein. Ceci une fois admis, nous pensons que
parmi les moyens d'imposer ce frein, la camisole est, dans
certaines circonstances déterminées, celui qui a le moins
d'inconvénients.

Nous croyons que lorsqu'un malade exalté ne peut être
abandonné à la violence de ses impulsions, il faut mieux
lui mettre une camisole, bien faite et bien appliquée, qui
lui permet au moins de rester au grand air dans un préau,
libre d'aller et de venir, et de dépenser par la marche l'exu-
bérance de ses forces, que de le faire appréhender par
quatre vigoureux infirmiers, dont la force a bien de la
peine à rester passive et à ne pas répondre activement à la
violence de ses efforts, ou de l'enfermer dans une cellule
où rien ne l'empêche de déchirer ses vêtements, de rester
absolument nu, exposé au contact direct de l'air, et de
se rouler dans ses excréments.

A coup sûr, l'emploi de la contrainte corporelle doit
être aussi rare que possible; il doit être soumis à des règles

précises, et limité aux cas de désordre absolu dans les actes ou de violent penchant au suicide. Mais comme ces cas existent, comme il n'est au pouvoir de personne de les supprimer, comme les dangers qu'ils provoquent sont très-graves et que l'embarras du médecin responsable est parfois excessif, nous pensons que celui-ci doit rester libre, en toutes circonstances, de juger le remède qui convient le mieux à chaque malade; qu'il doit être maître de choisir parmi les moyens existants, celui qui lui paraît le meilleur, et de donner la préférence à la camisole, si celle-ci lui offre plus de sécurité et moins d'inconvénients qu'aucun autre. La bannir entièrement, en interdir l'usage d'une manière absolue, c'est, croyons-nous, imposer une limite arbitraire au traitement, et cela parfois au préjudice des malades eux-mêmes.

Cette appréciation est loin de nous être personnelle. Elle est partagée, croyons-nous, par le plus grand nombre des médecins aliénistes français; mais il s'est introduit une source d'erreur et de confusion dans l'appréciation de leurs sentiments à cet égard. Suivant que, dans l'expression de leur manière de voir, ils ont principalement insisté sur le désir de réduire le plus possible l'emploi de la camisole et de la borner à certains cas exceptionnels, ou sur la nécessité de ne pas la proscrire entièrement et d'en conserver l'usage modéré, ils ont été arbitrairement classés parmi les partisans ou parmi les adversaires de la contrainte corporelle.

Il eût été plus fidèle à la vérité, de faire ressortir l'uniformité de leur sentiment réel, que de profiter de quelques variantes dans leur manière de l'exprimer pour établir entre eux une dissidence apparente.

Pour nous, nous n'hésitons pas à le dire, nous pensons qu'une des grandes préoccupations du médecin aliéniste doit être de n'employer la camisole que le plus rarement possible, mais qu'il doit rester libre d'en faire usage pour

répondre à certaines indications très-pressantes et inhé-
rentes à l'état même de folie.

II

Nouveaux projets de réforme dans le régime des aliénés. — Leur traitement : 1° dans leur famille ; 2° chez des infirmiers ; 3° à Gheel ;
4° dans des colonies agricoles.

Depuis quelques années déjà, les anciens promoteurs
du *no-restraint* sont en arrière de beaucoup sur de nouveaux
philanthropes qui veulent porter bien plus loin leurs réformes. Ce qu'ils contestent, c'est le droit même de séquestrer les aliénés ; ce qu'ils attaquent, c'est l'existence des
asiles ; et ils mettent à obtenir la destruction de ces établissements autant d'ardeur qu'on en a mis à obtenir leur
institution ; ce qui naguère était encore pour notre pays
une gloire enviée par les nations voisines, est devenu un
attentat à la dignité de l'homme, une dérogation aux droits
des sociétés modernes.

La presse politique, nous l'avons dit, s'est mêlée de cette
question d'une manière qui montre assez combien elle lui
est peu familière, et tels journaux qui s'attribueraient volontiers le monopole de toutes les réformes, de tous les progrès, de toutes les émancipations, ne nous ont même pas
épargné la surprise de les voir demander, comme idéal du
traitement des aliénés, d'abord l'éloignement absolu du
médecin, puis le placement des malades sous l'autorité du
prêtre, contrôlée par l'avis, formulé au scrutin secret, des
infirmiers et filles de service, ou encore mieux l'absence
absolue de tout soin et de toute précaution, ainsi que cela
se pratique encore, paraît-il, dans quelques régions arrié-
rées de l'extrême Orient (voyez page 41).

Sans aller aussi loin, plusieurs confrères des plus honorables pensent qu'il y a beaucoup à faire dans la voie de

l'émancipation des aliénés, et proposent, dans ce but, des mesures qui méritent toute notre attention. Il est permis, sans doute, de supposer que certains d'entre eux se laissent entraîner au delà des bornes d'une pratique prudente, mais il n'en est que plus nécessaire d'étudier tous les systèmes nouveaux, de la manière la plus scrupuleuse et la plus approfondie, et d'en adopter tout ce qui serait un perfectionnement réel.

Cela fait, les exagérations paradoxales tomberont d'elles-mêmes dans l'oubli, et l'organisation de notre assistance publique, retrempée par la discussion, sortira triomphante des attaques qui l'entourent, avec plus de force et plus de vigueur pour l'avenir.

Jamais ces importantes questions n'ont été approfondies d'une manière plus sérieuse que lors de la grande discussion, qui eut lieu au sein de la Société médico-psychologique, en 1864 et 1865 ; afin de rendre le débat plus facile et plus pratique, on le spécialisa à la suite d'un remarquable rapport de M. J. Falret sur quatre points nettement formulés. Nous exposâmes alors, sur chacun d'eux, des opinions qui n'ont subi, depuis, aucune modification importante; nous n'aurons donc qu'à les reproduire ici, avec très-peu de changement (1).

Premier point. — Traitement dans la famille.

Convient-il de substituer à la séquestration des aliénés dans les salles, leur séjour dans leurs propres familles avant leur entrée dans les asiles, ou bien après y avoir résidé plus ou moins longtemps, lorsque le médecin de l'asile juge possible de les renvoyer chez eux comme inoffensifs et incurables, moyennant une rétribution annuelle ?

______

(1) Voyez *Annales médico-psychologiques*, 1865, p. 340.

Remarquons d'abord que le séjour des aliénés dans leurs propres familles est aujourd'hui un fait très-fréquent, puisque le nombre des aliénés séquestrés en France est environ le tiers du nombre approximatif des habitants affectés d'une des formes d'aliénation mentale.

Sans doute, c'est surtout dans les classes aisées de la société, que les familles s'appliquent à conserver près d'elles leurs aliénés, mais il y a néanmoins, en dehors des asiles, un grand nombre de malades qui, s'ils étaient admis dans ces établissements, devraient y être à la charge des départements.

Quelles sont donc les circonstances qui font qu'un aliéné indigent, puisque c'est de cette classe qu'il s'agit surtout, est envoyé à l'asile ? Il en est deux principales : ou bien il commet des actes dangereux, ou bien il est sans aucunes ressources, sans soutien, sans parents.

Nous avons démontré précédemment que tout aliéné qui, dans les premiers temps de son affection, ne se livre pas, d'une manière répétée, à des actes compromettants pour la sécurité ou la morale publiques, court grand risque, à cause même de cette bénignité de symptômes, de rester sans soins et de tomber au nombre des incurables.

Parmi ces incurables, il en est quelques-uns qui ne cessent pas d'être doux et inoffensifs ; mais beaucoup finissent par devenir indociles et dangereux, les uns par leur impulsion à la violence, d'autres par suite de penchants érotiques affranchis de toute pudeur, d'autres, enfin, par suite d'idées de persécution et du désir de la vengeance.

A ce moment, la sécurité publique étant menacée, l'autorité municipale se trouve en demeure d'agir, la séquestration d'office est demandée conformément à la loi, et un incurable de plus vient grossir les charges du département.

D'autre part, alors même que la folie ne revêt aucun caractère dangereux pour la société ni pour le malade, il peut arriver que le maintien prolongé de celui-ci dans sa famille devienne impossible, soit par suite de la mort des parents qui avaient soin de lui, soit parce que les ressources pécuniaires, ou l'esprit de charité venant à s'épuiser, les proches s'exonèrent, sur la communauté, de la charge qu'ils avaient d'abord supportée seuls.

Aussi constate-t-on parmi les aliénés entrant d'office dans les asiles une déplorable proportion des chroniques et d'incurables qui peuvent se ranger dans une des trois catégories que nous venons déjà d'indiquer et que nous définissons avec plus de précision :

1° Ceux qui, après avoir été, au début de leur maladie, et souvent pendant de nombreuses années, calmes et dociles, finissent par devenir dangereux et doivent être séquestrés par mesure de sécurité publique.

2° Ceux qui, après avoir été, plus ou moins longtemps, gardés chez eux, perdent, par la mort ou autrement, les proches qui s'étaient jusque-là chargés de les soigner.

3° Ceux dont les proches, bien qu'existant encore, cessent de vouloir prendre soin, tantôt faute de ressources pécuniaires, tantôt parce qu'ils sont à bout de patience et de dévouement.

Cela étant acquis, si l'on cherche dans quel cas le système de traitement des malades dans leur propre famille pourrait être substitué au placement dans les asiles, on doit reconnaître qu'il ne peut être question de cette substitution pour les malades des deux premières catégories, puisque pour ceux de la première la liberté, même restreinte, constitue un danger social, et que pour ceux de la seconde la famille n'existe plus.

C'est donc à ceux de la troisième catégorie et à eux seuls que le système d'assistance à domicile pourrait être utilement appliqué d'une manière primitive, c'est-à-dire avant l'entrée du malade à l'asile.

Lorsqu'en effet les sentiments d'affection persistent, mais que les ressources pécuniaires manquent, un secours en argent fourni par le département pourra lever l'unique obstacle au maintien de l'aliéné parmi les siens ; et il pourra arriver aussi que certaines familles, fatiguées des soins qu'exige un de leurs membres privé de raison, trouvent dans une subvention pécuniaire un stimulant suffisant pour lui continuer leur assistance et renoncer à l'idée de son éloignement.

Tels sont donc les seuls cas où l'on pourrait laisser les malades dans leur famille, au lieu de les envoyer dans un asile.

Quant à ceux qui pourraient être renvoyés chez eux après un séjour plus ou moins long à l'asile, il nous sera facile de les désigner.

On sait que ce sont les aliénés admis au début de leur maladie et traités à temps, qui fournissent presque tous les cas de guérison de nos statistiques ; il en est cependant, parmi eux, une notable proportion qui, en dépit du traitement et par suite de la nature même de leur affection, deviennent incurables et passent à l'état chronique.

C'est pour ceux-ci seulement que se pose la question de savoir s'il serait possible ou opportun de les renvoyer au bout d'un certain temps dans leur famille, au lieu de les conserver indéfiniment dans les asiles.

Mais il faut éliminer tous ceux chez lesquels la folie, en devenant chronique, continue à être dangereuse, soit d'une manière continue, soit par paroxysmes, et malheureusement ils constituent le plus grand nombre de nos chroniques ; il faut aussi, sauf des exceptions extrêmement rares, éliminer les malades affectés de paralysie générale, car la nature de leur maladie borne le plus souvent leur existence à des limites assez courtes, et l'expérience prouve que, même dans leurs périodes de calme et de rémission les plus complètes, ils peuvent, d'un moment à l'autre, redevenir dangereux ou commettre les actes les plus compromettants pour eux ou leurs familles.

Après ces éliminations successives, nous n'aurons plus à faire sortir de l'asile que ceux des aliénés qui, dangereux au moment de leur admission, auraient cessé de l'être pour redevenir doux et inoffensifs; mais, pour ceux-là même, la sortie restera surbordonnée à la condition d'avoir encore des parents disposés à les recevoir et à les soigner.

Les deux seules classes d'aliénés pour lesquelles le séjour dans la famille peut remplacer le placement à l'asile, sont donc :

1º D'une manière primitive, avant tout placement, ceux qui, malades depuis plus ou moins longtemps, mais toujours inoffensifs, ont été conservés jusque-là par des familles n'ayant plus assez de ressources ou assez de dévouement pour les garder plus longtemps sans une subvention.

2º D'une manière secondaire, après un séjour plus ou moins prolongé à l'asile, ceux qui ont encore des parents disposés à les recevoir, et qui, après avoir été dangereux à une autre époque, sont redevenus calmes et inoffensifs.

En tenant compte des circonstances nécessaires pour qu'un aliéné figure dans une de ces deux classes, on verra que ce n'est guère que parmi les imbéciles, les idiots ou les déments, qu'elles pourront se trouver réunies. Quant à leur nombre, il serait extrêmement difficile de l'évaluer avec une certaine précision, parce que l'un des termes de la question, celui qui concerne l'existence et les dispositions des familles, nous est presque toujours inconnu.

Cependant il nous semble que l'on peut, sans être bien loin de la réalité, estimer à 10 pour 100 de la population indigente des asiles, le nombre des malades qui pourraient, dans ces conditions, être laissés ou renvoyés dans leur famille.

Ce nombre pourra paraître trop restreint aux personnes qui, ne connaissant pas ces questions à fond, mais ayant eu quelque occasion de visiter des asiles, ont vu, avec étonnement, beaucoup de leurs habitants vaquer à des occupations régulières, et se figurent volontiers que tous ces hommes, dont les actes sont ainsi régularisés, seraient capables de vivre sans inconvénients dans leur propre famille.

Mais cette illusion cessera quand, par une étude plus approfondie, on aura reconnu :

Que beaucoup d'aliénés agissant dans l'asile d'une manière relativement sensée, se livreraient, dès qu'ils seraient libres, à des actes inspirés par leur délire et contraires à l'ordre social.

Que beaucoup, même à l'asile, éprouvent, à des époques périodiques ou non, des paroxysmes d'agitation incompatibles avec la liberté, et dont le retour serait d'autant plus fréquent qu'ils seraient exposés dehors à plus de causes excitantes,

Que, pour d'autres enfin, l'isolement est le seul moyen de les soustraire à des excès qui les replongeraient tout de suite dans le désordre intellectuel le plus complet.

En tenant compte de toutes ces circonstances, bien connues de ceux qui sont habitués au contact journalier des malades, on reconnaîtra que l'isolement est une mesure absolument indispensable pour beaucoup d'aliénés qui sont loin de présenter à un visiteur de passage le cachet d'une folie manifeste, et que c'est faire les choses très-largement que d'apprécier à 10 pour 100 la proportion de ceux pour lesquels le séjour dans la famille n'aurait pas d'inconvénients graves (1).

Remarquons encore, avant de passer à d'autres considérations, combien l'on a été injuste en qualifiant les asiles

(1) Cette proportion n'a pu être atteinte jusqu'ici par les départements des Vosges et du Rhône, qui ont fait cependant tout ce qu'ils ont pu, dans

de fabriques d'incurables. S'ils en contiennent tant, c'est, d'abord, parce qu'on leur en envoie beaucoup de tout fabriqués; c'est aussi parce que tous ceux qui y existent, qu'ils y soient entrés ou qu'ils y soient devenus tels, sont l'objet de soins hygiéniques et médicaux qui prolongent leur existence et augmentent d'autant la durée de leur séjour.

Cherchons maintenant à préciser les avantages et les inconvénients du traitement à domicile et déduisons-en les conditions auxquelles il devrait être soumis.

Un des principaux arguments lancés contre les asiles, c'est qu'on ne peut pénétrer dans un de ces établissements sans être aussitôt environné de malades qui réclament avec énergie leur mise en liberté. Cette impression est si générale, que de très-bonne foi on se trouve amené à penser que tous les aliénés traités dans les asiles désirent ardemment d'en sortir, et à croire que ce serait leur faire faire un pas énorme vers le bonheur que d'exaucer ce désir.

Mais si l'on descend dans l'étude des détails, on reconnaît vite que les réclamations n'ont pas le caractère d'unanimité qu'on est d'abord tenté de leur attribuer. Ceux qui protestent sans cesse et réclament avec acharnement leur mise en liberté sont surtout les malades récemment entrés, les aliénés paralytiques, et les hallucinés en proie à un délire de persécutions, qui a conservé, en dépit du temps, son intensité et sa netteté de systématisation; et ce sont justement ces malades qui, en raison du caractère dangereux de leur affection, ne pourraient, sans graves inconvénients, sortir de l'asile.

Ceux, au contraire, qui sont dans un état de folie chronique inoffensive ou de démence confirmée, ceux, par con-

ces dernières années, pour appliquer en grand le traitement à domicile. Si nos renseignements sont exacts, une cinquantaine d'aliénés seulement, sur 1500 environ, ont pu être laissés dans leur famille, moyennant une subvention annuelle.

séquent, qui seraient seuls aptes à être éventuellement renvoyés dans leur famille, sont beaucoup plus réservés dans
leurs réclamations.

Qu'on fasse donc sortir de ces établissements tous les
malades que nous avons indiqués ; qu'on étende même, si
on le veut, ce système beaucoup au delà de ces limites, on
ne fera pas pour cela cesser les réclamations dont est
assailli tout étranger qui pénètre dans un établissement de
ce genre, et, pour peu qu'on ne vise pas à la suppression
absolue des asiles, mais seulement à la réduction, poussée
aussi loin que possible, du nombre de leurs habitants, on
peut être sûr que ceux que l'on y laissera séjourner, en
quelque petit nombre qu'ils soient, seront précisément ceux
qui réclament leur délivrance avec le plus d'insistance. La
seule chose qu'on aura gagnée sera l'unanimité, réelle celle
fois, dans les réclamations.

Passons au côté économique de la question. A l'appui de
leur projet de réforme, les adversaires des asiles diront
que le prix de journée payé pour chaque indigent est en
moyenne de 1 fr. 10 c., soit 400 francs par an ; qu'en outre,
la plupart des départements ont dû consacrer à la fondation de leurs asiles un capital considérable, oscillant entre
2500 à 3000 francs par lit ; qu'en ajoutant l'intérêt de ce
capital au prix de la pension, on arrive à un total de 500 à
550 francs, représentant le sacrifice annuel prélevé sur le
budget départemental pour chaque aliéné séquestré.

Comme d'ailleurs ils proposent de donner à la famille de
chaque malade subventionné une allocation annuelle de
200 francs environ, ils en concluent que l'aliéné assisté ne
coûtera plus que la moitié ou même le tiers de la somme
qu'il coûtait d'après l'ancien système. Mais ce calcul, s'il
était trop facilement admis, pourrait donner lieu à de nombreux mécomptes.

D'une part, il est douteux que 200 francs par an suffisent

pour assurer l'entretien d'un aliéné dans sa famille, et indemniser des dépenses et des pertes qu'il occasionnera.

Ce n'est pas tout. Du moment où l'on saura qu'un secours annuel peut être obtenu pour l'entretien d'un aliéné paisible, les familles n'auront plus aucun motif pour se charger, sans subvention, de la garde de leurs malades. Il n'y aura pas de vieillard à intelligence affaiblie, d'homme à sens moral obtus, de femme à velléités hystériques, d'enfant à développement arriéré, qui ne devienne un objet de spéculation. Les administrateurs de tous les départements se plaignent aujourd'hui de la trop grande fréquence des demandes d'admission dans les asiles. Les demandes de pension seront bien plus nombreuses, tout aussi bien motivées et bien plus difficiles à rejeter.

On verra donc s'accroître encore, dans des proportions peut-être considérables, le nombre des aliénés secourus; et alors même que chacun de ceux qui le seront à domicile coûterait moins que chaque aliéné séquestré, le total des dépenses sera augmenté plutôt que diminué.

En résumé, nous pensons que l'application du système familial n'aura pour résultat ni de faire disparaître les protestations et les demandes de mises en liberté, si fréquentes dans les asiles actuels, ni de diminuer d'une manière sensible les sommes que les départements sont obligés de consacrer chaque année au traitement des aliénés.

Quel avantage présenterait donc ce système? Il lui resterait celui très-réel, à notre avis, de contribuer au maintien de l'esprit de famille, à la conservation de la solidarité que les branches d'un même tronc se doivent entre elles; l'aliéné, restant dans le milieu auquel il a été habitué, pourrait conserver des sentiments affectifs que l'éloignement aurait promptement effacés; enfin le nombre des chroniques soignés dans les asiles diminuerait un peu, ce qui permettrait plus facilement d'y admettre les cas aigus susceptibles de guérison.

Il restera à savoir si le secours accordé reçoit bien sa destination, c'est-à-dire s'il est entièrement consacré à l'entretien et au soulagement de l'aliéné.

On a proposé de charger de cette surveillance un inspecteur spécial résidant au chef-lieu du département; mais ce fonctionnaire pourrait-il, à lui seul, s'assurer que toutes les familles exécutent leurs obligations à l'égard de leurs aliénés, et que ceux-ci continuent à présenter les conditions voulues pour être laissés dans leur famille?

Les visites de cet inspecteur seraient nécessairement fort éloignées; la distance ne lui permettrait pas de constater si les obligations imposées sont remplies; il lui serait impossible de se rendre compte de la marche de la maladie et de soumettre à un traitement ceux des aliénés qui, bien que chroniques, pourraient avoir besoin d'être médicamentés; les émoluments qui lui seraient alloués, ajoutés à ses frais de tournées, constitueraient une somme assez forte, qui aggraverait les charges du département, sans donner des garanties suffisantes pour que les intérêts des malades soient sauvegardés.

Pour bien faire, il faudrait des visites médicales pouvant se renouveler fréquemment, sans être prévues à l'avance, et n'entraînant pas de déboursés considérables.

Un seul moyen peut réunir toutes ces conditions, ce serait de charger de ce service les médecins cantonaux dans tous les départements où cette institution fonctionne; chacun d'eux, obligé par position de parcourir très-fréquemment le canton où il exerce, connaissant, pour ainsi dire, chaque ménage et chaque individu, aurait mainte occasion de voir, sans se déranger exprès pour cela, les quelques aliénés secourus à domicile, vivant dans sa circonscription; de vérifier l'usage fait de la subvention accordée pour les soins à leur donner ; de se rendre compte des changements survenus dans leur état, et de diriger, s'il y avait lieu, la marche du traitement ; sans grande augmentation de fatigue, il pourrait connaître exactement tout ce qui concernerait l'aliéné assisté et en informer l'autorité centrale par des bulletins périodiques.

Dès qu'il aurait constaté que l'aliéné est maltraité ou même négligé, que la subvention est détournée de son but, ou que la maladie revêt un caractère dangereux, il devrait provoquer l'envoi du malade à l'asile et le retrait de la subvention. Sans doute, il recevrait une certaine rétribution pour ce travail supplémentaire, mais cette dépense ne serait pas considérable, et la surveillance serait beaucoup plus efficace que si l'on créait une place spéciale d'inspecteur des aliénés assistés pour chaque département.

En résumé, l'étude de ce premier point nous conduit aux conclusions suivantes :

1° On pourrait laisser dans leurs familles, sans les envoyer à l'asile, et moyennant une subvention annuelle donnée aux parents, les aliénés constamment dociles et inoffensifs.

2° Parmi les aliénés chroniques traités dans les asiles, il en est un certain nombre qui, après avoir été dangereux à une autre époque, sont devenus dociles et inoffensifs ; dans le cas où ces malades auraient encore des parents disposés à les recevoir, il serait possible de les renvoyer dans leurs foyers moyennant une subvention annuelle.

3° Les aliénés assistés à domicile devraient être l'objet d'une surveillance très-vigilante, confiée aux médecins cantonaux, sur le rapport desquels la subvention serait supprimée et le malade envoyé à l'asile dès qu'il serait établi qu'il devient dangereux ou qu'il n'est pas, de la part de sa famille, l'objet de tous les soins exigés par sa situation.

Deuxième point. — Traitement chez des infirmiers.

Peut-on placer isolément quelques aliénés choisis par le médecin dans le voisinage des grands asiles, chez des paysans, des infirmiers ou des habitants des villages voisins, sous le contrôle et la surveillance des médecins directeurs.

Ce système ne peut s'appliquer qu'à une proportion très-limitée de malades, à cause du petit nombre de familles de paysans vivant au voisinage de l'asile, ou de familles d'infirmiers, logés dans son enceinte mais en dehors des services communs, capables d'assumer une semblable responsabilité et de s'en acquitter convenablement. Ce ne peut donc être, au point de vue de la réforme du régime des aliénés, qu'une mesure tout à fait exceptionnelle.

Dans ces limites, elle peut être bonne, car pour certains malades il sera plus agréable de vivre dans un petit intérieur que de faire partie d'un quartier populeux, et l'asile sera assez voisin pour qu'en cas d'agitation ou de période de trouble, le malade y soit promptement réintégré et y reste pendant le temps nécessaire pour ramener chez lui le calme accoutumé.

C'est là une condition précieuse qui manque complétement au système du traitement à domicile.

Il va sans dire que, dans ces conditions, l'aliéné devra être encore l'objet d'une vigilante surveillance; mais, comme elle pourra être exercée par les employés de l'asile, elle présentera les chances voulues d'efficacité.

Concluons donc que, lorsqu'il sera praticable, ce système pourra être utilement employé; mais reconnaissons en même temps qu'il ne sera susceptible que de rares applications et ne pourra jamais constituer une méthode générale d'assistance pour les aliénés indigents.

Troisième point. — Traitement à Gheel.

Peut-on créer des villages d'aliénés, semblables au village de Gheel pour les malades incurables et inoffensifs, et même pour tous les aliénés, sans exception, d'après certains auteurs ?

Nous ne pouvons traiter ici, d'une manière complète, ce que l'on appelle la question de Gheel. Elle a fourni matière à des discussions des plus animées et à de nombreuses publications, auxquelles ceux qui auraient le désir d'en approfondir l'étude devront recourir (1); nous n'en donnerons qu'un très-rapide aperçu.

Il existe en Belgique, à quelques lieues d'Anvers, une région peu fertile qui, pendant longtemps, a été presque entièrement couverte de bruyères, et qui porte le nom de Campine. Le chef-lieu de cette région est la petite ville de Gheel, dont les habitants, au nombre de 5 à 6000, ont depuis un temps très-reculé l'habitude de recevoir chez eux, en qualité de pensionnaires, des aliénés qui leur sont confiés par des familles ou par des administrations publiques. L'origine de cette habitude se relie à une légende touchante. Il existait en ce lieu, au VIIe siècle, une chapelle dédiée à saint Martin. La fille chrétienne d'un roi païen d'Irlande, voulant se soustraire à la passion criminelle de son père, vint se réfugier dans ce sanctuaire; elle y fut découverte et mise à mort de la main même de ce père dénaturé. La jeune victime fut enterrée dans l'église, et plus tard canonisée sous le nom de sainte Dymphne. La tombe de cette sainte devint un lieu de pèlerinage auquel on attribua une vertu spéciale pour la guérison de la folie. De tout le voi-

____

(1) On trouvera un index bibliographique très-complet de tout ce qui concerne Gheel dans le livre de M. Jules Duval : *Gheel ou une colonie d'aliénés*. 2e édition. Paris, 1867, p. 39

sinage, et plus tard de lieux plus éloignés, on amena de malheureux insensés dans l'espoir qu'un miracle leur rendrait la raison ; mais l'effet n'était pas toujours immédiat, et les familles qui n'avaient pas le temps de rester eurent l'idée de laisser dans la localité les malades qu'elles avaient amenés. Peu à peu ce mode de placement se systématisa, et depuis des siècles on continue à amener à Gheel des aliénés, et à les mettre en pension chez les habitants de cette ville, qui les reçoivent dans leurs familles, leur font partager leur mode d'existence et les associent à leurs travaux. Cette sorte d'industrie a même été très-profitable au pays et y a amené une sorte de richesse relative, grâce à laquelle la stérilité naturelle du sol a pu être combattue avec succès.

Ainsi s'est constitué ce phénomène, unique au monde, de toute une population d'aliénés vivant en communauté et avec les apparences de la liberté, au milieu de gens qui sont habitués à les surveiller et à les utiliser, et qui n'éprouvent à leur égard aucun sentiment de crainte ni même de défiance.

Longtemps l'existence même de Gheel paraît être restée ignorée du public, et surtout du public médical. Esquirol visita cette ville en 1821, et publia une notice sur ce qu'il avait vu, sans formuler aucun jugement. En 1842, M. Moreau (de Tours) y alla et se montra très-favorable au principe de la vie des aliénés en liberté, sans que son opinion ait fait grande sensation à cette époque. Guislain, au contraire, y vit tout en mal et jugea très-sévèrement cette institution.

Mais c'est surtout depuis 1857 que la question de Gheel a fait grand bruit, grâce au patronage de MM. Parigot, Drost, Jules Duval, Bulkens, Mundy. Il en est peu sur lesquelles les appréciations aient été plus divisées, et où l'on ait attribué à une seule et même chose tant de mérites d'un côté, tant de défauts de l'autre. Tandis que les uns ont représenté Gheel comme l'idéal de la perfection en ce qui concerne le traitement des aliénés, et l'ont nommé le paradis des fous ; d'autres, ne voulant y voir qu'une réunion des conditions les plus mauvaises, accusent ce système de permettre des accidents fréquents, des meurtres, des blessures, des grossesses, et d'abandonner sans défense de misérables aliénés aux mauvais traitements de paysans grossiers, ou au moins à l'exploitation d'avides spéculateurs.

La meilleure réponse à faire à ces exagérations en sens opposé nous paraît ressortir des passages suivants du rapport de M. Jules Falret : « Cette colonie, telle qu'elle est
» aujourd'hui organisée, dit-il, n'est ni aussi bonne que
» l'ont prétendu ses partisans enthousiastes, ni aussi mau-
» vaise que l'ont affirmé ses adversaires systématiques.
» C'est un mode de l'assistance publique relative aux aliénés
» qui a ses avantages et ses inconvénients. Elle peut surtout
» convenir aux aliénés si nombreux, arrivés à une période
» avancée de chronicité, qui sont généralement tran-
» quilles et inoffensifs, qui ne présentent que de loin en
» loin des paroxysmes d'agitation, et qui n'exigent ni des
» soins assidus, ni des moyens de répression énergiques.
» Mais pour les malades qui, dans les périodes aiguës de
» leur affection, offrent de véritables dangers pour eux-
» mêmes ou pour la sécurité publique, pour ceux dont l'é-
» tat maladif réclame des soins de chaque instant ou un
» traitement médical suivi avec persévérance, aucun moyen
» ne pourra, selon nous, remplacer les avantages moraux
» et matériels que les aliénés trouvent aujourd'hui dans nos
» asiles bien organisés.... Gheel ne pourra et n'a pu se per-
» fectionner qu'en se rapprochant des asiles fermés. Ceux-
» ci à leur tour ne pourront s'améliorer qu'en marchant
» avec une prudente lenteur, mais avec persévérance dans
» la voie de la liberté..... Selon nous, Gheel a plus gagné

» en se rapprochant des asiles que ceux-ci en se rappro-
» chant de Gheel (1). »

Malgré ces perfectionnements, l'institution doit laisser
toujours beaucoup à désirer sous le rapport du traitement
médical de la folie récente et susceptible de guérison; et au
point de vue de l'organisation tout n'y est pas parfait, puisque le plus fervent de ses admirateurs, M. Jules Duval, après
avoir exposé son mode d'administration, blâme le système
des commissions auquel elle est soumise et qu'il qualifie
« d'associations passagères, mobiles, impersonnelles, irres-
» ponsables, exposées à se relâcher de leur zèle primitif ».
Puis il ajoute : « A ces complications, nous préférerions
» un directeur unique, investi de pouvoirs étendus, respon-
» sable devant le gouvernement, soumis dans de justes
» limites au contrôle des comités de surveillance. L'adminis-
» tration simplifiée y gagnerait en activité et en utilité (2). »

Mais nous ne devons pas perdre de vue que l'objet actuel
de nos recherches n'est pas d'établir la balance des mérites
et des défauts de la colonie de Gheel, mais bien de savoir
s'il est possible de créer des colonies semblables dans nos
départements français, soit pour les malades incurables et
inoffensifs, soit même, comme certains auteurs le deman-
dent, pour tous les aliénés sans exception.

Remarquons d'abord combien les partisans de ce dernier
système sont exagérés dans leurs aspirations, ou peu au
courant des questions qu'ils traitent. Ils paraissent croire
qu'à Gheel même on a l'habitude de recevoir ou de garder
tous les aliénés sans exception; mais il est loin d'en être
ainsi. Le règlement spécial du 1er mai 1851 dit, art. 27 :
» Peuvent être placés dans la commune de Gheel les aliénés
» de toutes les catégories, à l'exception de ceux à l'égard
» desquels il faut employer avec continuité les moyens de

(1) *Annales médico-psychologiques*, 1862, p. 162-165.
(2) J. Duval, *Gheel*, p. 123.

» contrainte ou de coercition, les aliénés suicides, les ho-
» micides et incendiaires, ceux dont les évasions auraient
» été fréquentes, ou dont les affections seraient de nature à
» troubler la tranquillité ou à blesser la décence pu-
» blique(1) », autrement dit à l'exception de tous les aliénés
dangereux, agités ou gênants. Voilà qui modifie singulièrement la thèse, et nous ne pouvons nous empêcher de
porter envie à un établissement d'aliénés d'où sont éliminées
toutes ces catégories de malades, en nous disant que s'il
en était de même dans nos asiles, nous saurions aussi y
faire régner tous les dehors de la liberté et toute la séré-
nité d'une existence bourgeoise. Mais nous nous demandons
en même temps s'il n'aurait pas été plus simple et plus
conforme à la vérité de donner à cet article 27 la rédaction
suivante : « Ne pourront être placés à Gheel que les aliénés
» calmes et inoffensifs. »

Il est donc bien entendu que, si l'on voulait chercher à
reproduire ailleurs la colonie belge, il ne saurait être question d'y placer que les malades calmes et non dangereux.
Même en réduisant le programme à ces termes, la création
de toutes pièces d'un Gheel français est à nos yeux une
utopie absolument irréalisable. Ce qui se pratique à Gheel
est le résultat de circonstances toutes spéciales produites
par une tradition de plusieurs siècles; pour organiser, de
nos jours, en France, quelque chose d'analogue, il faudrait
un ensemble de conditions géographiques, sociales et pécuniaires dont on ne peut espérer la réunion.

Où trouver, dans nos campagnes, si morcelées et à population généralement dense, une vaste étendue de territoire comparable aux plaines de la Campine? Où prendre, en supposant
même que la localité pût exister, une population qui voulût
s'y transplanter, y exercer toutes les professions que comporte

____

(1) J. Duval, *Gheel*, p. 294.

un centre d'habitation, dans le seul but de servir de nourriciers à des malheureux privés de raison? Et en supposant même que, par impossible, la localité fût trouvée et la population prête à s'y installer, comment se procurer les capitaux nécessaires pour mettre en œuvre une aussi gigantesque opération? Comment inspirer à tous les colons qui, sans doute, ne seraient pas l'élite des populations honnêtes, le sentiment de respect et d'affection pour leurs malades, sans lequel ils ne pourraient remplir leur mission?

Nous ne pensons pas, du reste, que personne considère une reproduction pure et simple de Gheel comme réellement possible en France, et nous passons à l'examen du quatrième point discuté, celui qui est certainement le plus susceptible d'un développement pratique et le plus fécond en résultats utiles.

Quatrième point. — Traitement dans des colonies agricoles.

Peut-on créer des fermes agricoles enclavées dans les grands asiles, ou simplement annexées, dont les constructions, l'organisation et les règlements donneraient aux aliénés plus de liberté relative, plus de bien-être et un genre de vie plus rapproché de celui de l'homme en société ?

Remarquons avant tout qu'il ne peut pas être permis de présenter cette méthode comme contraire au mode actuellement adopté pour le traitement des aliénés; loin de là, elle n'en est qu'un perfectionnement vers lequel tendent depuis longtemps tous les efforts éclairés, et qu'en France particulièrement l'administration s'occupe de généraliser autant que cela se peut.

Ne voyons-nous pas, en effet, de tous côtés, le désir d'arracher les aliénés à l'oisiveté et, autant que possible, de les faire travailler au grand air? et, comme conséquence forcée, n'y a-t-il pas une tendance générale à joindre à chaque asile un vaste terrain de culture, et à faire de ces établissements des espèces de phalanstères ruraux, où, à côté du plus grand nombre des malades occupés à cultiver la terre, quelques-uns exercent leurs anciennes professions industrielles de tailleurs, menuisiers, serruriers, cordonniers, pendant que les femmes s'adonnent à la couture, à la confection et à la réparation des vêtements et au blanchissage du linge.

Les nouveaux asiles qui se construisent sont presque tous constitués sur ces bases, et les anciens tendent chaque jour à s'en rapprocher. Aussi les littérateurs les plus ardents à combattre des institutions qu'ils ne connaissent pas, seraient-ils tout étonnés s'ils voyaient la diversité des travaux exécutés par les malades de certains asiles.

A qui donc est due cette heureuse impulsion? Sans aucun doute, au corps des médecins aliénistes qui, suivant l'exemple de Ferrus, ont reconnu depuis longtemps que le meilleur moyen de dissiper le délire de leurs malades et de leur faire oublier leur captivité était de mettre constamment en œuvre leurs aptitudes et leurs connaissances, en les soumettant à la grande loi imposée à tous les hommes, celle du travail; en un mot, en les rapprochant le plus possible des conditions de la vie sociale ordinaire.

Écartons donc la prétention de prêcher une réforme qui n'est pas à faire, et reconnaissons une tendance générale à donner à l'aliéné des occupations appropriées à ses capacités, une liberté relative compatible avec son état.

Avant de formuler des principes généraux, des règles applicables à tous les cas, examinons ce qui se pratique dans la plupart des asiles actuels. Construits d'après les principes posés au commencement de ce siècle, ils se composent en général d'un certain nombre de bâtiments groupés plus ou moins symétriquement autour de constructions destinées aux services administratifs et entourés de jardins aussi vastes que faire se peut.

Chaque jour, à des heures déterminées, tous les malades valides et susceptibles de travailler sortent sous la direction de surveillants spéciaux, et se rendent à divers travaux de jardinage ou de terrassement ; après le travail, ils rentrent dans leur quartier, où tous les actes de leur journée, lever, repas, récréations, coucher, sont soumis à une régularité parfaite, à une uniformité presque militaire, sans laquelle le désordre ne manquerait pas de régner dans d'aussi nombreuses agglomérations.

Voilà ce qui, depuis longtemps déjà, se fait à peu près partout, ce qui a donné des résultats très-satisfaisants, quoi qu'on en dise, et ce qu'à une époque on a pu considérer très-logiquement comme la dernière expression du progrès.

Mais les grands asiles d'aliénés ne peuvent guère rester stationnaires, et depuis quelques années déjà, un nouveau mouvement progressif leur a été imprimé.

La culture, même maraîchère, exige autre chose que du terrain ; il lui faut des constructions spéciales ; les asiles ont donc dû se compléter par la construction d'une ferme. Tantôt celle-ci a été comprise dans le périmètre de l'asile lui-même, tantôt elle lui a été contiguë, tantôt enfin, par suite de circonstances locales et sans idée de système préconçu, elle a été plus ou moins éloignée.

Mais bientôt, l'encombrement se produisant dans l'asile primitif, et le nombre des malades chroniques augmentant partout, on a dû se demander s'il y avait nécessité de faire rentrer pour les repas et pour la nuit, dans les quartiers fermés, les malades tranquilles que leurs occupations appelaient toute la journée dans les dépendances rurales ; si par conséquent, il fallait ajouter de nouveaux bâtiments très-dispendieux aux constructions déjà bien coûteuses qui forment l'asile primitif.

On a pensé qu'il serait plus économique pour l'administration, et plus agréable pour les malades, de leur procurer réfectoires et dortoirs dans la ferme elle-même, et cette combinaison une fois réalisée, on a eu l'idée de donner aux fermes ainsi organisées un nom spécial ; on les a qualifiées de colonies.

Dans ces annexes, l'aliéné calme reste toujours sous la surveillance et l'autorité du médecin ; mais par ses occupations, par le lieu de son habitation, il est moins détourné de ses habitudes antérieures ; l'éloignement des malades turbulents et désordonnés dans leurs actes écarte le spectacle des moyens indispensables pour réprimer leurs écarts. La régularité continue à présider aux diverses occupations qui remplissent la journée, mais elle peut être moins impérieuse, moins porter le caractère de la contrainte.

Le passage de la colonie à l'asile fermé, et de l'asile fermé à la colonie étant toujours facile, il devient possible de faire profiter de la liberté relative dont on jouit dans cette dernière les nombreux malades qui passent successivement du calme à l'agitation, de l'agitation au calme, et qui, par conséquent, ne peuvent ni être laissés dans leur famille, ni être placés chez des voisins. Ces changements rompent la monotonie de la séquestration ; ils deviennent entre les mains du médecin un heureux moyen d'encouragement ou de répression ; ils permettent de soumettre les convalescents à une épreuve souvent très-utile avant de les rendre à la liberté complète.

C'est sur ces bases qu'ont été fondées par MM. Labitte les colonies de Fitz-James et de Villiers, dépendances de l'asile de Clermont (Oise) ; qu'ont été organisées par MM. Dumesnil et Auzouy les fermes de Quatre-Mares, à Rouen, et de Saint-Luc, à Pau.

On ne saurait trop encourager le développement de ces colonies, et plus elles prendront d'importance, plus on pourra réduire la proportion des bâtiments, toujours plus coûteux, de l'asile fermé, sans cependant pouvoir y renoncer d'une manière absolue.

Pour que l'établissement rural puisse acquérir une prédominance de plus en plus notable, il devra être très-rapproché ou encore mieux limitrophe de l'asile fermé, afin que la surveillance puisse s'étendre sur les deux à la fois, que l'organisation des services généraux n'ait pas besoin d'être dédoublée, et que le passage des malades de l'un à l'autre puisse être effectué immédiatement.

Ainsi comprise et développée, l'organisation des colonies sera un nouveau progrès dans la voie déjà si fertilement parcourue depuis soixante ans, de l'amélioration du sort des aliénés ; mais tout en travaillant à leur développement ne laissons pas altérer le caractère de la colonisation, ni croire qu'elle représente un principe nouveau ; loin de là, elle est le résultat normal du perfectionnement progressif des asiles ordinaires, elle n'a pas été une conception idéale, née avec des prétentions révolutionnaires, dans un esprit justement indigné contre les asiles modernes ; elle n'a pas le droit de se poser devant nous en réformatrice sévère.

Nous devons, au contraire, l'accueillir comme l'expression la plus avancée, jusqu'à ce jour, des efforts de nos devanciers ; elle est leur œuvre ; c'est à nous de faire fructifier leur héritage ; on doit en rapporter l'honneur tout entier aux médecins aliénistes et ne pas en faire une arme tournée contre eux.

Après avoir examiné successivement les quatre points soumis à la discussion, nous résumerons notre opinion sur chacun d'eux dans les conclusions suivantes :

1° Il est un certain nombre d'aliénés inoffensifs qui peuvent être laissés dans leur famille moyennant une subvention pécuniaire, mais à condition d'être fréquemment visités par des médecins chargés de s'assurer qu'ils sont l'objet de soins convenables, et que leur maladie ne prend pas un caractère dangereux.

2° Le placement d'aliénés tranquilles chez des paysans ou des infirmiers voisins de l'asile, peut être avantageux pour quelques malades; mais la proportion de ceux qui pourront profiter de ces avantages sera toujours très-limitée, à cause du petit nombre de familles assez voisines de l'asile et assez recommandables pour qu'on puisse leur confier des malades.

3° La création de villages d'aliénés semblables au village de Gheel paraît absolument irréalisable en France, au temps actuel.

4° La création de fermes annexées aux asiles est le meilleur mode d'améliorer le sort des aliénés valides et inoffensifs; c'est le seul moyen de procurer à une proportion considérable de malades une vie conforme à leur condition sociale antérieure et une liberté relative. Ces fermes ou colonies agricoles, loin de constituer un système nouveau, antagoniste de la pratique des asiles actuels, n'en sont que le complément et le perfectionnement. Le mérite de leur organisation doit être rapporté principalement au corps des médecins aliénistes, et ce sont eux aussi qui devront avoir la plus grande part dans leur développement et leur amélioration progressive.

III

Petits asiles communaux proposés par M. Delasiauve.

Il est encore un système de traitement applicable aux aliénés dont nous devons dire quelques mots. Son auteur, M. Delasiauve, propose d'organiser, sur toute la surface de la France, dix mille petits établissements communaux tenant à la fois de la ferme, de l'hospice et de l'asile, dans chacun desquels seraient traités 7 ou 8 aliénés appartenant à la localité même, ce qui porterait à 60 000 ou 80 000 le nombre des malades assistés de la sorte, sans préjudice de ceux qui, à cause du caractère dangereux de leur affection, continueraient à être envoyés dans les asiles fermés. Par ce moyen l'assistance serait mise au niveau de tous les besoins, et il n'y aurait plus un seul aliéné privé des secours que réclame son état.

Chacun de ces établissements ou cottages serait une ferme exploitant de 10 à 50 hectares, dans laquelle seraient réunis tout le matériel et le personnel d'une culture ordinaire, et où il y aurait en outre les accommodations convenables pour recevoir quelques aliénés et un nombre suffisant de gardiens chargés de les soigner. Un médecin les visiterait souvent, une commission nombreuse composée des principaux notables de la localité surveillerait tous les détails du service ; l'abondance et le confortable accompagneraient les malades dans tous les détails de leur existence, et avec tout cela la dépense resterait inférieure à celle des malades placés dans les asiles (1). Nul ne pourrait méconnaître l'excellence des intentions de M. Delasiauve, et sa sollicitude ardente pour la cause des aliénés ; il est certain aussi que pour une proportion notable de malades il y aurait grand avantage à ne pas être éloignés de leur domicile, et à pouvoir jouir du bienfait de l'assistance et du traitement médical sans être séparés de leurs familles. Mais si, sous ce rapport, le nouveau projet mérite tout éloge, il faut reconnaître que sous beaucoup d'autres il est encore trop vague et trop incomplet pour pouvoir être soumis à une discussion rigoureuse. A quel mode de division territoriale correspond ce chiffre de 10 000 cottages-asiles, alors qu'il y a en France 3000 cantons et 38 000 communes ? le nombre de 80 000 places ne dépasserait-il pas de beaucoup celui des malades suscep-

(1) Voy. *Annales médico-psychologiques*, 1863, t. II, p. 100, et le *Journal de médecine mentale*, 1869, nov., p. 338.

tibles d'y être admis, puisque ce seraient des asiles ruraux,
et que la folie est surtout commune dans les villes? La distribution des cas d'aliénation sur la surface du pays se
fait-elle d'une manière assez régulièrement proportionnelle
aux circonscriptions territoriales pour que les moyens de
traitement, ainsi préparés, pussent correspondre exactement aux besoins? Tout cela étant admis, serait-il possible
de trouver un nombre suffisant de cultivateurs dévoués,
de médecins habiles, de gardiens convenables? Enfin comment s'exercerait le contrôle, la surveillance? Quel serait
le mode d'entretien? A qui incomberait la dépense, et
surtout celle-ci ne serait-elle pas tellement considérable,
pour chaque malade, qu'elle dépasserait de beaucoup les
ressources destinées à y faire face? Voilà quelques-uns
des doutes qui se présentent de prime abord à l'esprit,
et que M. Delasiauve devrait éclaircir avant qu'il soit possible de juger, en connaissance de cause, sa nouvelle proposition. Du reste, celle-ci n'est jusqu'à présent qu'au
simple état de projet; nous avons voulu en dire un mot
néanmoins, tant en raison de son caractère original qu'à
cause de l'attention que commandent tous les travaux d'un
savant aussi distingué que l'honorable médecin de la Salpêtrière.

IV

Règles essentielles à observer dans la fondation et l'organisation
des asiles publics d'aliénés.

D'après l'examen que nous avons fait, dans les chapitres
précédents, des différents modes de traitement et d'assistance
publique applicables aux aliénés, nous sommes amené à
considérer que celui de tous qui présente le plus d'avantages pour la grande majorité de ces malades, c'est l'isole-

ment dans un asile spécial. Il nous reste à indiquer d'une
manière rapide quelles sont, à notre avis, les conditions
les plus essentielles de l'organisation de ces établissements.
Si nous disons, *à notre avis*, ce n'est pas qu'il y ait dans ce
qui suit rien de bien original, ni qui nous soit personnel;
mais c'est parce qu'il est nécessaire de faire un choix au
milieu de la très-grande quantité d'idées, de doctrines, de
théories différentes émises par tout le monde et tombées
dans le domaine public. Tout ce que nous pouvons considérer comme nous étant propre dans la question, c'est le
choix d'un certain nombre de ces idées et leur coordination
rationnelle, leur systématisation.

Il importe d'abord de bien s'entendre sur le sens à
donner au mot *isolement*, pris dans cette acception.

Serait-ce une séquestration absolue, l'absence de tout
commerce avec d'autres hommes, la claustration perpétuelle dans un cabanon, ainsi que cela a été dit par divers
adversaires de la loi et des asiles? Nullement; et pour le
prouver, ce n'est pas à des autorités médicales, mais au
témoignage d'hommes politiques et de juriconsultes que
nous allons recourir.

M. de Barthélemy, parlant devant la chambre des pairs,
reproduit, pour définir l'isolement, le texte de l'exposé des
motifs. « Le plus souvent », dit-il, « il ne consiste qu'à
placer l'aliéné dans une situation nouvelle, en le séparant
des lieux qu'il habitait, et des personnes qui formaient ses
relations habituelles (1). »

De même M. Suin a soin de dire : « L'isolement est
l'éloignement des lieux et des objets, la séparation d'avec
les personnes, la rupture avec les relations et les habitudes
au milieu desquelles la folie a pris naissance, et qui ont pu
en être les causes. C'est le changement des êtres et des

______

(1) *Moniteur* du 4 juillet 1837, p. 1772.

sources d'idées et de sentiments qui ont exercé une fatale influence : c'est la mise de l'aliéné à l'abri de l'entourage qui a produit les impressions dont on veut écarter le renouvellement, pour laisser le malade tout entier sous le fonctionnement du traitement curatif (1). »

Sans doute ces conditions peuvent quelquefois être réalisées au domicile même des malades, ou dans une maison à leur usage exclusif. Mais il faut pour cela le concours d'un grand nombre de circonstances difficiles à réunir ; la première de toutes et la plus rare est une grande fortune ou du moins une très-large aisance. Aussi cette méthode est-elle tout à fait exceptionnelle. Dans l'immense majorité des cas l'isolement se pratique dans des établissements qui portent, dans le langage ordinaire, le nom de « Maisons de santé » quand ils sont destinés à recevoir un nombre assez limité de pensionnaires riches ou aisés, et celui « d'Asiles » lorsqu'ils sont destinés au traitement collectif d'un grand nombre de malades, et principalement des indigents à la charge des départements.

Nous n'avons pas à nous occuper ici des maisons de santé, établissements privés, relativement indépendants, et dont la valeur dépend surtout du mérite des chefs qui sont à leur tête.

Nous ne parlerons donc que des asiles publics, ou des établissements privés faisant fonction d'asiles publics.

Sans doute nous ne prétendons pas qu'un établissement de ce genre ne puisse être bon que s'il offre toutes les conditions que nous allons énumérer ; nous croyons, au contraire, que presque toujours la valeur personnelle des hommes qui sont à la tête d'un asile peut suppléer, dans une grande mesure, aux inconvénients matériels et aux défauts d'organisation, et que réciproquement un asile par-

____

(1) Suin, Rapport au Sénat, p. 14.

faitement construit et organisé, confié à un mauvais chef,
ne donnera que de fâcheux résultats. Mais il n'en est pas
moins opportun de faire connaître les meilleures dispositions à adopter dans le cas d'une création nouvelle où l'on
serait libre de tout régler à nouveau, sans être gêné par rien
de préexistant.

Un asile public d'aliénés pour réunir les meilleures conditions possibles, doit à notre avis :

1° Être situé à la campagne, près d'une ville, et autant
que possible près du chef-lieu du département;

2° Avoir pour chef un directeur-médecin ;

3° Recevoir une population de 300 à 500 personnes des
deux sexes, embrassant toutes les catégories de malades,
sauf certains aliénés criminels, et comprenant, outre les
indigents du département, un certain nombre de pensionnaires des classes aisées ;

4° Être composé de bâtiments ou quartiers indépendants,
groupés à droite et à gauche des bâtiments d'administration et des services généraux, et présentant une disposition
telle que le nombre des constructions puisse être augmenté,
après coup, sans que l'harmonie de l'ensemble en soit trop
altérée ;

5° Contenir une série d'ateliers, pour occuper les malades des deux sexes qui ont un métier ;

6° Il doit surtout posséder un domaine où le travail du
jardinage et la culture maraîchère puissent être accessibles
à tous les malades valides qui n'ont pas d'autre état. Dans
ce domaine, des bâtiments de ferme doivent contenir toutes
les dépendances nécessaires à une exploitation de ce genre,
et être appropriés pour recevoir, en outre, un certain
nombre de malades tranquilles.

Nous ne pénétrerons pas plus loin dans les détails relatifs
à la construction et à l'organisation des asiles ; mais, tout
en nous en tenant à ces conditions essentielles, nous en-

trerons dans quelques développements aussi concis que possible sur chacune d'elles.

1° L'asile, avons-nous dit, doit être situé à la campagne, près d'une ville, et autant que possible près du chef-lieu du département. Aujourd'hui plus que jamais, on est d'accord pour réclamer, en faveur des aliénés, l'espace, la liberté relative, la facilité de prendre de l'exercice et de travailler au grand air, conditions qui exigent toutes une étendue de terrain assez considérable, et l'absence de tout voisinage immédiat gênant ou nuisible. Toutes ces conditions ne peuvent se trouver réunies dans les villes, où du reste les terrains ont une valeur trop élevée; il faut donc que ces établissements soient reportés à la campagne. Il est inutile d'ajouter que le site doit être sain, choisi sur une colline, plutôt qu'au fond d'une vallée, et que l'approvisionnement de l'eau doit y être facile. Mais, tout en recherchant la campagne, il est essentiel de rester au voisinage d'une ville, et par voisinage nous entendons une distance de 1 à 4 kilomètres.

Sans cela, les familles ont trop de peine à venir voir les malades, qui deviennent ainsi victimes d'un isolement réel, d'une sorte d'exil; les approvisionnements sont difficiles et coûteux; la concurrence des fournisseurs fait défaut; les fonctionnaires et employés de l'établissement, privés de toutes relations sociales, de tout moyen de distraction et d'expansion au dehors, mènent une vie trop concentrée, qui produit presque infailliblement des tiraillements, des inimitiés intérieures, inconvénients aussi préjudiciables à la tranquillité et à la considération des personnes qu'au bon accomplissement du service.

Il est de plus à désirer que la ville voisine soit le chef-lieu du département. Involontairement les préfets et les conseils généraux portent un intérêt plus vif à un établissement qui est tout près d'eux, sur lequel ils peuvent tou-

jours exercer leur attention; cette proximité facilite la
solution d'un grand nombre d'affaires; souvent une entre-
vue de quelques minutes avance plus les choses qu'une correspondance prolongée. Enfin, s inous tenons à une discrétion raisonnable, nous sommes loin, on le sait, de vouloir
envelopper ce qui se fait à l'asile d'un mystère impénétra-
ble. Nous pensons, au contraire, qu'il est bon que le contrôle et la surveillance soient faciles, que les chefs de l'autorité administrative et judiciaire y aient un accès commode, que le public lui-même puisse se tenir à peu près
au courant de ce qui s'y passe, afin que tout abus puisse être
promptement réprimé, et que le bien soit hautement reconnu. Nous ne saurions trop le répéter, les médecins
aliénistes ont tout à perdre à se retrancher dans l'ombre et
l'isolement, tout à gagner au contraire à rechercher la
lumière et à donner une certaine évidence à ce qu'ils font,
afin que l'on rende justice à l'honnêteté de leurs efforts
et au succès de leurs résultats. Et tout cela est bien plus
facile à la portée du chef-lieu du département que dans une
campagne écartée.

2° L'asile doit avoir pour chef un directeur-médecin. Loin
d'être un inconvénient, la réunion des deux ordres de
fonctions est, au contraire, à nos yeux un grand avantage,
mais à deux conditions : d'abord qu'elle ne fasse pas peser
sur un seul homme des devoirs au-dessus de ses forces, et
que l'homme réunisse d'ailleurs les qualités et le savoir
nécessaires pour s'acquitter convenablement de sa double
tâche; ensuite que la surveillance soit assez efficace et assez
fréquente pour qu'on ne puisse pas accuser le directeur-
médecin d'arbitraire et d'excès de pouvoir. C'est dans ce
but que nous avons demandé que chaque asile reçoive,
au moins une fois par an, la visite d'un des inspecteurs
généraux, et que l'admission dans la carrière soit subor-
donnée à un concours. Si ces conditions sont remplies, la

réunion des fonctions médicales et administratives entre les mêmes mains donnera à toutes les parties du service une unité de vues, une harmonie de direction dont on ne saurait trop apprécier l'importance, et à laquelle rien ne pourrait suppléer.

3° L'asile doit recevoir toutes les catégories de malades, sauf certains aliénés criminels. L'exception que nous avons indiquée comme nécessaire (p. 148), une fois admise, l'asile devra admettre tous les aliénés sans distinction; c'est dire qu'il ne sera pas question de curables et d'incurables, d'aigus et de chroniques. Il est très-avantageux que les malades en traitement puissent être classés au milieu de malades chroniques, habitués depuis plus ou moins longtemps à la vie de l'asile, à sa discipline, à ses occupations. L'influence de ce milieu, la contagion du bon exemple contribuent beaucoup à calmer l'excitation des nouveaux venus et à régulariser leurs actes. Dans un service qui ne serait composé que de cas de folie aiguë, il serait impossible d'avoir aucun ordre, d'organiser aucune réglementation; la nécessité de s'occuper tous les jours, en détail, de chaque malade pour rechercher les indications nouvelles et régler le traitement en conséquence, forcerait à en réduire le nombre aux mêmes proportions que celles d'un service d'hôpital ordinaire. Par contre, un service entièrement composé de chroniques auxquels ne viendrait jamais s'ajouter un cas aigu, ne présenterait que très-peu d'intérêt; la rareté des guérisons découragerait le médecin et endormirait inévitablement sa vigilance. La combinaison des deux éléments nous paraît indispensable pour les malades aussi bien que pour celui qui est appelé à les traiter.

De même les aliénés des deux sexes y doivent être réunis. On le sait déjà, le travail des malades doit être une des conditions essentielles d'un établissement de ce genre; le travail est, avant tout, pour les malades, un moyen de traitement,

un élément de guérison ou d'amélioration; il est aussi, pour
eux, une occasion de profit, grâce à la petite gratification en
argent qui leur est allouée. Il est en outre, pour l'asile, un
avantage d'une grande valeur, une source précieuse de pros-
périté. Les aliénés réunis dans un asile doivent, avons-nous
dit, réaliser jusqu'à un certain point l'utopie, irréalisable
partout ailleurs, du phalanstère dans lequel le travail de
chacun vient concourir au bien-être de tous. Or, dans cette
sorte d'association, le travail des hommes et celui des
femmes remplissent des rôles qui se complètent mutuel-
lement, sans pouvoir se suppléer l'un l'autre. Aux premiers
appartiennent les travaux de culture, de jardinage, d'entretien des bâtiments et du mobilier, ceux de cordonnerie,
de confection des habits. Aux secondes reviennent la couture, la confection du linge, le blanchissage, le repassage.
Il manque, par conséquent, un élément très-important aux
asiles qui ne reçoivent que les malades d'un seul sexe, et
ils sont forcés de recourir à des ouvriers étrangers, qu'il
faut payer fort cher, pour bien des choses qui sans cela
seraient accomplies avec les ressources propres à l'établissement.

La réunion des aliénés des deux sexes a encore un avantage, au point de vue de la pratique médicale, en présentant aux médecins et aux élèves un ensemble plus complet
de toutes les affections mentales. Parmi celles-ci, il y en a
de plus fréquentes chez les hommes, d'autres de presque
exclusives aux femmes; les connaissances cliniques restent
forcément imparfaites lorsque l'étude ne peut porter en
même temps sur les uns et les autres, et la science profite
aussi bien que l'administration de la réunion des deux
sexes.

Les asiles publics sont principalement destinés au traitement des aliénés indigents à la charge des départements.

Mais il y a tout avantage à ce qu'ils admettent en outre, comme malades payants, un certain nombre d'aliénés appartenant aux classes aisées, en d'autres termes, qu'un pensionnat soit joint aux quartiers du régime commun.

Cette combinaison présente des avantages de plusieurs genres. Elle offre aux familles des départements le moyen de faire soigner leurs malades par des médecins spécialistes parfaitement compétents, sans les envoyer à des distances trop considérables ; en outre, le prix des pensions, à égalité de bien-être et de soins, peut être, dans les asiles, inférieur à celui des maisons de santé privées des grandes villes, puisque les chefs de l'établissement n'ont à prélever, sur leur montant, ni l'intérêt de leurs capitaux, ni leur bénéfice personnel. Même ainsi réduites, ces pensions sont encore pour les asiles une source de bénéfices importants et très-légitimes ; en effet, les pensionnaires jouissent, pour leur part, des immeubles, bâtiments et jardins pour lesquels l'asile n'a pas de loyer à payer ; ils profitent de même des soins du personnel médical et administratif et de l'installation des services généraux, cuisine, lingerie, buanderie. Or, ce personnel et ces services généraux devraient être, à très-peu de chose près, les mêmes, s'ils ne servaient qu'aux indigents ; et comme il est de toute justice que les pensionnaires payent tous ces avantages, il y a là, pour l'asile, une recette souvent considérable, qui sert de rémunération à des services très-réels rendus aux malades, et à laquelle ne correspond aucune dépense pécuniaire actuelle ; c'est par conséquent un bénéfice net qui profite à toutes les branches de l'établissement, et qui permet d'augmenter le bien-être des indigents.

Réciproquement le travail de ces derniers contribue, dans certaines circonstances, à améliorer le sort des pensionnaires, tout en économisant les deniers de l'asile. On peut donc, à égalité de prix, mieux traiter ceux-ci qu'on ne pourrait le faire dans un établissement qui ne recevrait que des pensionnaires.

Enfin, dans un établissement de ce dernier genre, il est presque impossible de décider les pensionnaires à travailler, et l'inaction pèse d'une manière terrible sur la plupart d'entre eux. Au contraire, dans un établissement où la majorité des malades sont des indigents, et où le travail est régulièrement organisé sous les formes les plus diverses, un certain nombre de pensionnaires entraînés par l'exemple consentent à s'occuper, soit aux travaux de jardinage, soit aux divers ateliers, et échappent ainsi aux inconvénients de l'oisiveté. Par contre, on ne manque pas de procurer aux pensionnaires certains moyens de distraction, jeux divers, billards, bibliothèque, qu'on n'aurait pas organisés pour les indigents seuls, mais dont quelques-uns de ceux-ci sont admis à profiter dans certaines limites. Il y a donc, là encore, échange réciproque de services et bons procédés mutuels.

Ce que nous venons de dire sur le mode de direction à préférer pour les asiles, et sur les divers éléments qui doivent composer leur personnel de malades, nous met à même de préciser les limites de la population à y admettre. Le nombre des aliénés ne doit pas dépasser ce qu'un médecin expérimenté peut convenablement soigner, tout en exerçant les fonctions de directeur. Ce nombre peut varier entre 300 et 500. Au-dessous de ce premier nombre, la gestion est difficile et onéreuse, parce que la dépense des services généraux, répartie sur un petit nombre de malades, élève trop le chiffre de la pension; et d'un autre côté, l'intérêt médical languit souvent faute d'un assez grand mouvement de malades. Au-dessus de 500 malades, les quartiers deviennent trop populeux, et le directeur-médecin a trop à faire pour s'acquitter convenablement de ses doubles fonctions; les unes ou les autres souffrent, quand ce ne sont pas toutes les deux.

Dans tous les cas, le directeur-médecin devra être assisté dans le service médical par un ou deux internes, et quand le nombre des malades se rapprochera du maximum de 500 que nous avons indiqué, il conviendra de lui donner le concours d'un médecin-adjoint, qui pourra en même temps se former avec son aide aux travaux d'administration.

4° On a beaucoup écrit sur le mode de construction à adopter pour les asiles, et l'on peut discourir longuement sur les inconvénients et les avantages de chaque type, qu'il soit français, anglais ou allemand. Ne pouvant entrer dans une discussion détaillée à cet égard, nous nous bornerons à quelques indications générales.

Nous croyons que l'on a souvent trop sacrifié au luxe extérieur et à l'appareil monumental des bâtiments. Pour une institution du genre de celles dont nous nous occupons, il faut des constructions simples et modestes à l'extérieur, mais aménagées intérieurement de manière à répondre le mieux possible à l'usage auquel elles doivent servir quotidiennement. Malheureusement, c'est parfois le contraire qui a lieu.

Une première condition est la centralisation et la bonne distribution de tous les locaux destinés aux services généraux. Bureaux de l'administration, de l'économat, de la recette, magasins divers, lingerie, cuisine, pharmacie, doivent former au centre de l'établissement un groupe de constructions ayant des communications faciles entre elles et avec tous les quartiers de malades.

Pour ceux-ci, il y a tout avantage à avoir des bâtiments séparés au lieu de compter sur de simples portes pour établir des séparations effectives dans un même bâtiment continu. Ce dernier genre de construction doit encore être évité parce qu'il constitue une figure géométrique à contour fixe et inflexible, surtout lorsqu'il est un parallélogramme, ce qui rend tout agrandissement ultérieur très-difficile, sinon impossible. Or une expérience générale prouve que quelque rigoureuses qu'aient été les prévisions d'après lesquelles un projet d'asile a été conçu, il se produit toujours, avec le temps, une augmentation de personnel qui crée de nouveaux besoins. Il faut donc, ou bien encombrer les quartiers primitifs, ou bien en construire d'autres, et cette dernière combinaison étant de beaucoup la meilleure, il y a tout intérêt à en prévoir la possibilité.

Il n'est nullement nécessaire que tous les bâtiments séparés, qui avec les cours qui en dépendent constituent les quartiers de malades, aient exactement la même physionomie, ce qui donne toujours à l'établissement un caractère extérieur de caserne ou de fabrique; il est, au contraire, désirable qu'ils présentent une certaine diversité. Il n'est pas indispensable, non plus, qu'ils soient disposés d'une manière absolument régulière et symétrique; tout ce qui pourra ôter à l'ensemble un cachet de trop grande uniformité, pour se rapprocher des conditions des habitations ordinaires et de la variété avec laquelle elles se groupent, dans un village par exemple, nous paraît devoir être recherché plutôt qu'évité. L'ensemble aura évidemment moins de régularité sur un plan d'architecte, mais l'aspect en sera plus gai, plus rustique, et éloignera davantage l'idée de prison.

Tous les bâtiments pourront, sans inconvénients, avoir un étage au-dessus du rez-de-chaussée, et ceux des malades paisibles pourront même en avoir deux. Plusieurs quartiers de malades devront, en outre, présenter dans leur construction et leur aménagement des conditions spéciales pour le détail desquelles nous renvoyons aux ouvrages de MM. Parchappe, Girard de Cailleux et Renaudin.

5° Mais il ne suffit pas de loger les malades et de les nourrir; il faut en outre les occuper. Or, la population indigente de nos asiles se compose presque toujours d'une certaine proportion d'artisans ayant un métier, et d'un plus grand nombre de gens qui travaillaient à la terre. Il faut donc, dans un asile, avoir des ateliers et des champs. Les premiers comprennent d'ordinaire pour les hommes la menuiserie, la ferblanterie, la cordonnerie, la confection des habits, et quelquefois le tissage de certaines étoffes. Tous ces locaux peuvent être très-simples, mais il est essentiel qu'ils existent; ils doivent en outre être distincts des habitations ordinaires et pouvoir être facilement soumis à la surveillance.

Pour les femmes, les ateliers de couture et de raccommodage peuvent faire partie des locaux d'habitation. La buanderie et la repasserie, au contraire, doivent en être distinctes et installées, ainsi que les séchoirs, dans des annexes tout à fait indépendantes. Il sera aussi essentiel de pouvoir faire travailler quelques femmes au jardinage.

6° Nous arrivons enfin à la grande question de la terre et de la culture. Tout asile, outre les cours et préaux faisant partie intégrante de chaque quartier, doit posséder un certain domaine, destiné, d'une part, à occuper une grande proportion des malades habitués à travailler la terre, d'autre part à donner, à l'aide d'un travail presque gratuit et de l'engrais abondamment fourni par toute agglomération humaine, des produits végétaux précieux pour la consommation de l'établissement et le bien-être de tous ceux qui y vivent. L'étendue du domaine doit varier, suivant que l'on veut s'y livrer à la grande culture, ou seulement à la culture maraîchère et au jardinage. Nous savons que, dans quelques établissements exceptionnels, on fait une large place à la grande culture, et que l'on s'en trouve bien; c'est notamment ce qui a lieu dans les grandes exploitations qui dépendent de l'asile privé de Clermont, où les frères Labitte

ont obtenu de très-beaux résultats. Mais ils disposent d'une
population que l'on ne retrouve dans aucun autre établissement, et l'on peut croire, en outre, qu'une gestion privée est toujours surveillée par ceux qui y ont un intérêt
personnel, avec plus d'exactitude et de rigueur que ne le
serait une administration publique confiée à des agents
qui n'ont pas d'intérêt personnel dans les résultats.

Pour nous, après avoir combattu les agglomérations trop
nombreuses d'aliénés, nous ne croyons pas qu'un asile
constitué tel que nous l'avons indiqué, ait un intérêt véritable à se lancer dans la grande culture, tandis que nous
pensons qu'il aura toujours un avantage énorme à développer autant que possible, avec les moyens dont il dispose,
et très-peu de dépenses accessoires, la production des légu-
mes et des fruits, et à joindre à ses jardins, toutes les fois
que faire se pourra, quelques pâturages, exigeant peu de
culture et permettant d'entretenir un certain bétail.

Nous ne sommes donc pas partisan, pour les asiles, de
domaines trop étendus; nous ne désirons pas qu'ils possèdent des 200 ou 300 hectares, et nous pensons qu'ils ne
pourront jamais en utiliser, d'une manière réellement avantageuse, plus de 25 ou 30.

Quelle que soit l'étendue du domaine d'un asile, certains
bâtiments d'exploitation sont nécessaires; ils doivent se
rapprocher, par leurs dispositions, des bonnes fermes de la
région où l'on se trouve. Que cette ferme soit immédiatement contiguë aux bâtiments principaux de l'asile, ou
qu'elle en soit tout à fait distincte, il nous importe assez
peu, pourvu que la distance entre les deux ne soit pas trop
considérable ; cependant la contiguïté nous paraît préférable. A cette ferme, il y aura toujours grand avantage de
joindre quelques bâtiments susceptibles de recevoir un
certain nombre de malades, de manière à les placer dans
une situation intermédiaire entre la liberté et la séquestra-

tion absolue. Mais nous n'avons pas à répéter ici ce que nous avons dit dans une autre partie de ce travail (voy. p. 185) ; rappelons seulement que ces annexes constituent à nos yeux le meilleur mode de perfectionnement des asiles, et que nous sommes à cet égard en complète uniformité de vues avec l'autorité supérieure, qui, « depuis dix ans, s'efforce de propager, dans les asiles, de grands travaux de culture et la création de fermes où sont réunis, occupés les aliénés tranquilles (1) ».

Mais, bien que nous fassions une part très-large aux travaux des aliénés, nous sommes loin de penser que jamais le travail des malades puisse suffire à l'entretien des asiles ; il doit procurer un supplément de recettes à l'établissement et un surplus de bien-être à ceux qui y sont soignés, mais, à moins d'abus, il ne peut être assez productif pour dispenser les départements de payer une pension pour leurs aliénés. Beaucoup de malades sont, il est vrai, susceptibles de s'occuper ; mais leur travail ne doit être ni violent, ni prolongé. Très-peu d'entre eux pourraient fournir une dose d'efforts égale à celle d'un ouvrier sain et valide, et le pourraient-ils, qu'on ne devrait jamais la leur demander. Le travail des aliénés doit, avant tout, être un bienfait pour leur santé, et s'il est très-légitime qu'il soit aussi un bénéfice pour l'établissement, il ne doit jamais constituer sa principale ressource, ni devenir un objet de spéculation.

(1) Rapport de M. de Bosredon, *Journal officiel* du 15 février 1869.

FIN

TABLE DES MATIÈRES

FIN DE LA TABLE DES MATIÈRES.

Paris.—Imprimerie de E. MARTINET, rue Mignon, 2.

BAILLARGER (J.). **Recherches sur la structure de la couche corticale des circonvolutions du cerveau**, par M. J. BAILLARGER, médecin de la Salpêtrière, membre de l'Académie de médecine. Paris, 1840, in-4, 33 pages, avec 2 planches.   1 fr. 50

BAILLARGER (J.). **Des hallucinations**, des causes qui les produisent et des maladies qu'elles caractérisent. Paris, 1846, 1 vol. in-4 de 400 pages.   5 fr.

BAZIN. **Du système nerveux**, de la vie animale et de la vie végétative, de leurs connexions anatomiques et des rapports physiologiques, psychologiques et zoologiques qui existent entre eux, par A. BAZIN, professeur à la Faculté des sciences de Bordeaux. Paris, 1851, in-4, avec 5 planches lithographiées.   3 fr.

BERNARD (Cl.). **Leçons sur la physiologie et la pathologie du système nerveux**. Paris, 1858. 2 vol. in-8, avec figures.   14 fr.

BERNARD (Claude). **Leçons sur la pathologie expérimentale** et sur la physiologie de la moelle épinière. Paris, 1870, 1 vol. in-8.

BOUCHUT. **De l'état nerveux aigu et chronique, ou Nervosisme**, appelé névropathie aiguë cérébro-pneumogastrique, diathèse nerveuse, fièvre nerveuse, cachexie nerveuse, névropathie protéiforme, névrospasmie ; et confondu avec les vapeurs, la surexcitabilité nerveuse, l'hystéricisme, l'hystérie, l'hypochondrie, l'anémie, la gastralgie, etc., par E. BOUCHUT. Paris, 1860. 1 vol. in-8 de 348 p.   5 fr.

BOUILLIER. **Du principe vital et de l'âme pensante**, ou Examen des diverses doctrines médicales et psychologiques sur les rapports de l'âme et de la vie, par F. BOUILLIER, inspecteur général de l'Université. Paris, 1862, 1 volume in-8, 432 pages.   6 fr.

BRIERRE DE BOISMONT. **Du délire aigu** observé dans les établissements d'aliénés. Paris, 1845, 1 vol. in-4 de 120 pages.   3 fr. 50

BRIERRE DE BOISMONT. **De l'emploi des bains prolongés** et des irrigations continues dans le traitement des formes aiguës de la folie, et en particulier de la manie. Paris, 1847, 1 vol. in-4 de 62 pages.   1 fr. 50

BROUSSAIS. **Cours de phrénologie**, professé à la Faculté de médecine de Paris. Paris, 1836, 1 vol. in-8 de 850 pages, avec pl.   4 fr. 50

BROWN-SEQUARD. **Propriétés et fonctions de la moelle épinière**. Rapport, par M. Paul BRODA, professeur à la Faculté de médecine. Paris, 1856, in-8.   1 fr.

CALMEIL. **Traité des maladies inflammatoires du cerveau**, ou Histoire anatomo-pathologique des congestions encéphaliques, du délire aigu, de la paralysie générale ou périencéphalite chronique diffuse à l'état simple ou compliqué, du ramollissement cérébral ou local aigu et chronique, de l'hémorrhagie cérébrale localisée, récente ou non récente, par le docteur L.-F. CALMEIL, médecin en chef de la Maison de Charenton. Paris, 1859, 2 forts volumes in-8.   17 fr.
Table des matières. — Chap. I. Des attaques de la congestion encéphalique. — Chap. II. Du délire aigu. — Chap. III. De la paralysie générale. — Chap. IV. De la paralysie générale complète. — Chap. V. Du ramollissement cérébral local aigu. — Chap VI. Du ramollissement cérébral à l'état chronique. — Chap. VII. De l'hémorrhagie encéphalique. — Chap. VIII. Des foyers hémorrhagiques non récents. — Chap. IX. Du traitement des maladies inflammatoires des centres nerveux encéphaliques.

CALMEIL. **De la folie considérée sous le point de vue pathologique, philosophique, historique et judiciaire**, depuis la renaissance des sciences en Europe jusqu'au XIXe siècle ; description des grandes épidémies de délire simple ou compliqué, qui ont atteint les populations d'autrefois et régné dans les monastères ; exposé des condamnations auxquelles la folie méconnue a donné lieu. Paris, 1845, 2 vol. in-8.   14 fr.

CALMEIL. **De la paralysie considérée chez les aliénés**. Paris, 1823, in-8 6 fr. 50

CERISE. **Déterminer l'influence de l'éducation physique et morale** sur la production de la surexcitation du système nerveux et des maladies qui sont un effet consécutif de cette surexcitation. Paris, 1841, 1 vol. in-4 de 370 pages.   3 fr.

DAGONET (H.). Traité élémentaire et pratique des maladies mentales, suivi de considérations sur l'administration des asiles d'aliénés. Paris, 1862, in-8 de 816 p. avec une carte. 10 fr.

ESQUIROL. Des maladies mentales, considérées sous les rapports médical, hygiénique et médico-légal, par E. ESQUIROL, médecin en chef de la Maison des aliénés de Charenton. Paris, 1838, 2 vol. in-8, avec un atlas de 27 pl. gravées. 20 fr.

FALRET. Des maladies mentales et des asiles d'aliénés. Leçons cliniques et considérations générales par J.-P. FALRET, médecin de la Salpêtrière, membre de l'Académie de médecine. Paris, 1864, in-8, LXX-800 pages, avec 1 planche. 14 fr.

FEUCHTERSLEBEN. Hygiène de l'âme, par E. DE FEUCHTERSLEBEN, professeur à la Faculté de médecine de Vienne, traduit de l'allemand. *Troisième édition.* Paris, 1870, 1 vol. in-18 jésus. 2 fr. 50

GIRARD (H.). Études pratiques sur les maladies nerveuses et mentales, accompagnées de tableaux statistiques, suivies du rapport à M. le sénateur préfet de la Seine sur les aliénés traités dans les asiles de Bicêtre et de la Salpêtrière, et de considérations générales sur l'ensemble du service des aliénés du département de la Seine, par le docteur H. GIRARD DE CAILLEUX, inspecteur général du service des aliénés de la Seine. Paris, 1863, 1 vol grand in-8 de 234 pages. 12 fr.

LÉLUT. Du démon de Socrate, spécimen d'une application de la science psychologique à celle de l'histoire, par le docteur L.-F. LÉLUT, membre de l'Institut et de l'Académie de médecine. *Nouvelle édition* revue, corrigée et augmentée d'une préface. Paris, 1856, in-18 de 348 pages. 3 fr. 50

LEURET et GRATIOLET. Anatomie comparée du système nerveux considéré dans ses rapports avec l'intelligence, par FR. LEURET, médecin de l'hospice de Bicêtre, et P. GRATIOLET, professeur à la Faculté des sciences de Paris. Paris, 1839-1857, OUVRAGE COMPLET. 2 vol. in-8 et atlas de 32 planches in-fol., dessinées d'après nature et gravées avec le plus grand soin. Figures noires. 48 fr.
Le même, figures coloriées. 96 fr.

LUCAS. Traité physiologique et philosophique de l'hérédité naturelle dans les états de santé et de maladie du système nerveux, avec l'application méthodique des lois de la procréation au traitement général des affections dont elle est le principe. Ouvrage où la question est considérée dans ses rapports avec les lois primordiales, les théories de la génération, les causes déterminantes de la sexualité, les modifications acquises de la nature originelle des êtres, et les diverses formes de névropathie et d'aliénation mentale ; par le docteur PR. LUCAS, médecin de l'asile des aliénés de Sainte-Anne. Paris, 1847-1850, 2 forts volumes in-8. 16 fr.
Le tome II et dernier, Paris, 1850, in-8 de 936 pages. 8 fr. 50

LUYS. Recherches sur le système nerveux cérébro-spinal, sa structure, ses fonctions et ses maladies, par le docteur J.-B. LUYS, médecin des hôpitaux de Paris. Paris, 1865, 1 vol. gr. in-8 d'environ 700 pages, avec atlas gr. in-8 de 40 planches lithographiées et texte explicatif. Figures noires. 35 fr.
— Figures coloriées. 70 fr.

MARCÉ. Traité pratique des maladies mentales, par le docteur L.-V. MARCÉ, professeur agrégé à la Faculté de médecine de Paris, médecin des aliénés de Bicêtre. Paris, 1862, in-8 de 670 pages. 8 fr.

MOREL. Traité des dégénérescences physiques, intellectuelles et morales de l'espèce humaine et des causes qui produisent ces variétés maladives, par le docteur B.-A. MOREL, médecin en chef de l'Asile des aliénés de Saint-Yon (Seine-Inférieure). Paris, 1857, 1 vol. in-8 de 700 pages avec un atlas de XII planches lithographiées in-4. 12 fr.

SÉGUIN. Traitement moral, hygiène et éducation des idiots et autres enfants arriérés ou retardés dans leur développement, agités de mouvements involontaires, débiles, muets non-sourds, bègues, etc., par Ed. SÉGUIN, ex-instituteur des enfants idiots de l'hospice de Bicêtre, etc. Paris, 1846, 1 vol. in-12 de 750 pages. 6 fr.

VOISIN. Études sur la nature de l'homme. Quelles sont ses facultés ? quel en est le nom ? quel en est le nombre ? quel en doit être l'emploi ? par le docteur Félix VOISIN, médecin des aliénés de l'hospice de Bicêtre, membre de l'Académie de médecine. Paris, 1867, 3 vol. gr. in-8. Prix de chaque. 7 fr. 50